Dr. Lutz Graumann
Dr. Utz Niklas Walter
Dr. Fabian Krapf
mit Daniel Beck

AF645765

REGENERATION

Dr. Lutz Graumann
Dr. Utz Niklas Walter
Dr. Fabian Krapf
mit Daniel Beck

REGENERATION

Jeden Tag erholt, ausgeschlafen und erfolgreich

riva

Bibliografische Information der Deutschen Nationalbibliothek
Die Deutsche Nationalbibliothek verzeichnet diese Publikation in der Deutschen Nationalbibliografie. Detaillierte bibliografische Daten sind im Internet über https://dnb.de abrufbar.

Für Fragen und Anregungen
info@m-vg.de

Wichtiger Hinweis
Dieses Buch ist für Lernzwecke gedacht. Es stellt keinen Ersatz für eine individuelle medizinische Beratung dar und sollte auch nicht als solcher benutzt werden. Wenn Sie medizinischen Rat einholen wollen, konsultieren Sie bitte einen qualifizierten Arzt. Der Verlag und der Autor haften für keine nachteiligen Auswirkungen, die in einem direkten oder indirekten Zusammenhang mit den Informationen stehen, die in diesem Buch enthalten sind.

Originalausgabe
5. Auflage 2025
© 2025 by riva Verlag, ein Imprint der Münchner Verlagsgruppe GmbH
Türkenstraße 89
80799 München
Tel.: 089 651285-0

Alle Rechte, insbesondere das Recht der Vervielfältigung und Verbreitung sowie der Übersetzung, vorbehalten. Kein Teil des Werkes darf in irgendeiner Form (durch Fotokopie, Mikrofilm oder ein anderes Verfahren) ohne schriftliche Genehmigung des Verlages reproduziert oder unter Verwendung elektronischer Systeme gespeichert, verarbeitet, vervielfältigt oder verbreitet werden. Wir behalten uns die Nutzung unserer Inhalte für Text und Data Mining im Sinne von § 44b UrhG ausdrücklich vor.

Redaktion: Julia Kaumeier
Umschlaggestaltung: Manuela Amode
Umschlagabbildungen: vorn shutterstock/Omelchenko, shutterstock/Oleh Markov, shutterstock/pambudi, shutterstock/Pixel Pro Studio, shutterstock/Vladvm, hinten shutterstock/Omelchenko
Fotos: S. 10–11 shutterstock/metamorworks, S. 22–23 shutterstock/Streephu Venugopal, S. 81iStock/Jay_Zynism, S. 88 Oura, S. 92–93 shutterstock/Seeme, S. 105 iStock/5PH, S. 113 Adobe Stock/Birgit Reitz-Hofmann, S. 114 www.viktor-schwenk.de,
S. 115 iStock/ChesiireCat, S. 132 BLACKROLL, S. 171o Lutz Graumann, S. 171M, 171u www.ifbg.eu
Illustrationen: S. 21, 25, 39, 67, 74, 147 Sebastian Papp/riva Verlag, S. 32 Lutz Graumann, S. 35, 39, 41, 44–53, 80, 127–131, 133, 136, 163 letsleep.de, S. 38 shutterstock/kanyanat wongsa, S. 85 iStock/zak00, S. 113 simplicate GmbH/projekt-dialog GmbH, S. 120–122, 156 BLACKROLL, S. 137, 139 dagsmejan
Layout: Manuela Amode
Satz: ZeroSoft, Timisoara
Druck: Florjancic Tisk d. o. o., Slowenien
Printed in the EU

ISBN Print 978-3-7423-1088-0
ISBN E-Book (PDF) 978-3-7453-0720-7
ISBN E-Book (EPUB, Mobi) 978-3-7453-0721-4

Wir produzieren nachhaltig
www.m-vg.de

Weitere Informationen zum Verlag finden Sie unter
www.rivaverlag.de
Beachten Sie auch unsere weiteren Verlage unter www.m-vg.de

INHALT

VORWORT

Müde, abgeschlagen, unmotiviert, kaputt – wer kennt dieses Gefühl nicht, wenn der körpereigene Akku wie verrückt blinkt und anzeigt, dass er wieder aufgeladen werden muss? Die Frage ist bloß: wie? Oftmals ist es mit der obligatorischen Mütze voll Schlaf nicht getan, zumal sich die wenigsten von uns ausreichend Zeit dafür nehmen (können).

Wenn Sie Ihren Akku schnell wieder aufladen wollen beziehungsweise erst gar nicht in die Verlegenheit kommen möchten, mit »Notstrom« – sprich: am Rande der Erschöpfung – zu arbeiten und zu leben, können Ihnen spezielle Regenerationstools und -strategien helfen. Wissenschaftlich fundierte und in der Praxis erprobte Erholungsmaßnahmen geben Ihrem Körper und Geist neue Energie und schützen Sie vor Energieräubern.

Da jedoch jeder von uns unterschiedlich auf Stress und Überlastung reagiert, ist es wichtig für Sie zu wissen und in Grundzügen zu verstehen, wie Sie ticken, wie sich verschiedene Regenerationsstrategien tatsächlich auf Ihr Immunsystem, Herz-Kreislauf-System und Ihre geistige wie körperliche Leistungsfähigkeit auswirken. Während dem einen beispielsweise Sport zum Stressabbau hilft, verschiebt sich für den anderen durch die körperliche Aktivität der eigene Erholungsprozess nach hinten.

Mit diesem Buch wollen wir Sie dabei unterstützen, die Signale Ihres Körpers richtig zu interpretieren. Weiterhin stellen wir Ihnen verschiedene Tools vor, die eine beschleunigte Wiederherstellung des physischen und psychischen Gleichgewichts ermöglichen.

Doch keine Angst – Sie müssen jetzt nicht Ihr komplettes Leben auf den Kopf stellen, um fitter oder ausgeglichener zu werden. Oftmals reicht es aus, an kleinen Stellschräubchen zu drehen, um große Effekte zu erzielen.

Daher erhalten Sie viele Tipps und Empfehlungen, wie Sie sich selbst optimieren und Ihren Tag so gestalten können, dass Sie am leistungsfähigsten sind – im Beruf, Privatleben und beim Sport. So hilft Ihnen beispielsweise das Leben im Einklang mit der eigenen inneren Uhr dabei, mit Umweltreizen und Anstrengungen besser umzugehen und länger leistungsfähig zu bleiben.

Die nachfolgenden Seiten geben Ihnen einen Leitfaden an die Hand und erklären Ihnen, warum eine individuelle Regenerationsstrategie Ihr Leben verlängert und Sie leistungsfähiger und ausgeglichener werden lässt. Gleichzeitig bieten sie Ihnen eine Anleitung für Ihren ganz persönlichen Recovery-Werkzeugkasten mit verschiedenen Methoden und Strategien für ganz unterschiedliche Situationen.

WAS VERBIRGT SICH EIGENTLICH HINTER DEM WORT »REGENERATION«?

»Regeneration« stammt vom lateinischen Wort *regeneratio* ab. Übersetzt bedeutet das »Wiedergeburt«. Bildungssprachlich steht »Regeneration« im Deutschen für »Erneuerung«, die meisten werden dabei in erster Linie jedoch an »Erholung« denken. Zerlegen wir Regeneration in seine Bestandteile, verstecken sich darin drei weitere Worte:.

1. Die Silbe »Re« bedeutet »rückgängig« beziehungsweise »zurück«. Im Kontext dieses Buches steht sie ganz klar für das Wiederherstellen der Leistungsfähigkeit nach physischer oder psychischer Belastung.
2. »Gene« sind nicht nur dafür verantwortlich, wer und wie wir sind. Gene bestimmen auch, welche Regenerationsansätze bei uns funktionieren und welche vielleicht nicht die gewünschte Wirkung erzielen können. In unserer Begrifflichkeit zeigen sie auch auf, wie wir ganz individuell Belastungen im wertneutralen Sinne tolerieren.
3. »Ration« steht für »Dosis«. Die Dosis an Stress, der wir ausgesetzt sind, beeinflusst unmittelbar die Dauer der Wiederherstellung unserer Leistungsfähigkeit. Denn wie sooft gilt auch hier: Die Dosis macht das Gift. Hohe Intensitäten oder große Umfänge an Stress verlangen nach mehr Ruhe. Daher steht Dosis im Umkehrschluss auch für die Dauer und Art der folgenden Regenerationsmaßnahme. Diese reicht von einem kurzen und knackigen Eisbad, das nach harten, intensiven Einheiten erfrischt und Mikroverletzungen in der Muskulatur abbaut, bis hin zu einem langen, tiefen Schlaf, der unser vormals übererregtes zentrales Nervensystem beruhigt und entspannt.

Im Wort »Regeneration« verbirgt sich also viel mehr als nur »Erholung«.

TRANSFER VOM SPITZENSPORT IN DEN ALLTAG

Faszinieren Sie Sportereignisse im TV wie Fußball, Basketball, Tennis oder Radsport? Oftmals sprechen wir noch tagelang über bestimmte Highlights, Tore und Rekorde. Doch sehr selten machen wir uns Gedanken darüber, wie die oft herausragenden Leistungen zustande gekommen sind und was hinter den Kulissen alles abgelaufen ist. Dabei können wir gerade davon am meisten lernen. Das Erfolgsrezept eines Athleten kann mitunter auch eine Blaupause für uns »normale Menschen« sein. Dabei beziehen wir uns nicht auf Siege und Triumphe des Athleten oder auf eine bestimmte Schuss- oder Schlagtechnik, sondern auf Routinen und Rituale, die sich durch das Sportlerleben ziehen wie ein roter Faden.

Der Spitzensport kann uns gerade in Bezug auf den Umgang mit den eigenen Energieressourcen und die Pflege unseres Organismus das nötige Wissen und die Motivation für Verhaltensänderungen liefern. Wir können – aus vielerlei Gründen – nicht das Trainingspensum eines Roger Federers imitieren, aber seine Art, sich zwischen den Matches zu entspannen und zu erholen, sehr wohl.

Auch können wir von Athleten lernen, dass nicht alles, was ihnen guttut, immer auf einer wissenschaftlich gestützten Studienlage beruhen muss. Im Spitzensport wird viel auf einer Trial-and-Error-Basis experimentiert, um Leistungen voranzutreiben. Das Warten auf eine entsprechende Studienlage würde häufig zu lange dauern und die Athleten würden hin und wieder einen Wissensvorsprung verschenken. Daher werden neue Dinge erst ausprobiert, dann bewertet und schlussendlich wird entschieden, ob der gewünschte Effekt eingetreten ist oder nicht.

Zu diesem spannenden Schritt des Ausprobierens wollen wir auch Sie animieren. Vieles in diesem Buch ist wissenschaftlich belegt, einige wenige spannende Ratschläge stammen aus der Praxis der Besten ihrer Zunft und werden vielleicht erst in zwei oder drei Jahren mittels Studien bewiesen sein. Bis dahin haben Sie sich aber schon einen Vorsprung gesichert!

1 WARUM

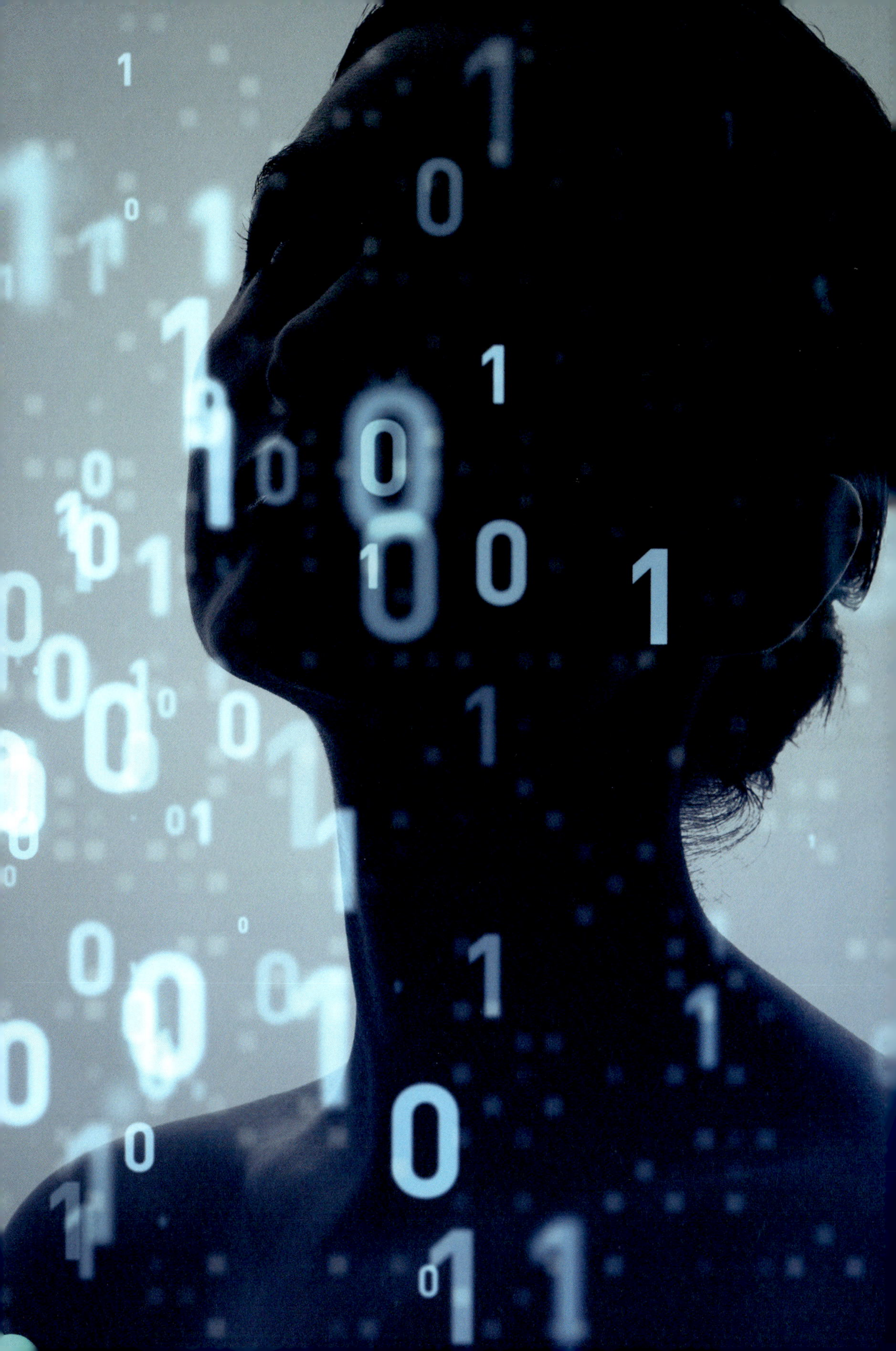

WARUM ERHOLUNG SO WICHTIG IST

Wir bereiten das Thema Regeneration im Dreiklang »Warum, was, wie«[1] für Sie auf:

- **Warum:** Warum ist Regeneration überhaupt relevant und warum verbessert sie unseren Alltag?
- **Was:** Was sollte man über die menschliche Physiologie und Psyche wissen, damit man den größten Nutzen aus diesem Buch ziehen kann?
- **Wie:** Wie lassen sich die Strategien und Tools individuell im Alltag ein- und umsetzen?

Wir praktizieren das, was wir predigen – an uns und mit unseren Klienten sowie Kunden. Dazu zählen Profi- und Freizeitsportler sowie Führungskräfte in der Wirtschaft, im Gesundheitswesen und beim Militär. All jenen haben wir in den vergangenen Jahren dabei geholfen, ihre Leistungsfähigkeit nicht nur zu erhalten, sondern diese auch auf die nächsthöhere Stufe zu bringen; selbst in schwierigsten Situationen wie beispielsweise während Auslandseinsätzen der Bundeswehr.

Um dies zu erreichen, haben wir aber den Fokus nicht darauf gelegt, die Anforderungen an Physis und Psyche durch ein Mehr an Training oder Aufgabenstellungen zu steigern. Wir haben uns stattdessen bewusst zum Ziel gesetzt, die Erholung beziehungsweise die Regeneration dieser High Performer zu verbessern. Das ist für uns der Schlüssel zum langfristigen und nachhaltigen Erfolg.

Denn: Einen Menschen durch einen Overload an Training beziehungsweise hoher Beanspruchung besser zu machen, ist vergleichsweise einfach – allerdings nur kurzfristig und zumeist auf ungesunde Art und Weise, also keinesfalls nachhaltig und von Bestand. Ein Zeichen von Vitalität ist, Leistungen dauerhaft zu erbringen und nicht nach einer gewissen Zeit unter dieser Last zusammenzubrechen.

Jeder von uns hat in der Regel schon genug Stress beziehungsweise Reize zu ertragen. An vielen können wir gar nichts ändern, da diese von anderen oder durch andere ausgelöst werden. Wir können aber unseren eigenen Umgang mit Stress und Reizen verändern. Das wollen wir Ihnen hier anhand von Best-Practice-Beispielen zeigen. Wir erarbeiten mit Ihnen gemeinsam, wie Sie Reize aufnehmen und verarbeiten können, um danach stärker zu sein.

DAS BEDEUTET REGENERATION FÜR MICH

Körperliche Ruhe ist für viele aktive Menschen oftmals mehr Fluch als Segen, denn immer in Action zu sein, ist schließlich das, was uns auszeichnet und definiert. Auch ich hatte anfangs meine Probleme damit:

Früher dachte ich, körperliche Ruhe sei reine Zeitverschwendung. Ich bin doch Arzt: Warum sollte ich mich ausruhen, wenn ich Patienten anschauen oder gar operieren konnte?

2005 musste ich dann aber schmerzlich erfahren, dass ich, obwohl kerngesund und ehemaliger Leistungssportler, keinesfalls unverwundbar bin. Nachdem ich am Wochenende in der Sommerhitze einen Halbmarathon gelaufen war und am Anfang der nächsten Woche direkt den sechsten dreißig Stunden langen Notdienst im Krankenhaus schob, passierte das für mich damals Unerwartete. Am darauffolgenden Abend während eines ruhigen Abendessens entwickelte mein Herz eine absolute Arrhythmie. Das bedeutet, dass mein Herz das Taktgefühl verlor und völlig aus dem Rhythmus geriet.

In diesem unschönen und besorgniserregenden Zustand befand ich mich für circa 16 Stunden. Auf dem Weg in den OP sprang mein Herz dann endlich wieder in seinen gesunden Rhythmus zurück.

Am Ende des Tages war es wohl nicht die Medizin, die mir geholfen hat, sondern eher die 16-stündige erzwungene Ruhephase. Glücklicherweise sind mir seit diesem Tag weitere Episoden von Herzproblemen erspart geblieben. Wohl auch, weil ich um die Gefahren weiß und rechtzeitig gegensteuern kann.

Dr. Lutz Graumann

Hier sind wir schon beim Wesen dieses Buches: Jeder Reiz verlangt immer nach Erholung. Jeder von uns kennt die Situation, dass man sich nach einer intensiven Trainingseinheit müde und erschöpft fühlt und es dann Stunde um Stunde besser wird.

Training + Erholung = Erfolg / verbesserte Leistung

Allerdings bedeutet diese Erholung mehr als Ruhe. Wissenschaftlich wird alles, was im Anschluss der Belastung dazu dient, schneller wieder auf das Ausgangsniveau oder darüber hinaus zurückzukehren, als Regeneration bezeichnet.

Regeneration ist also die Summe aller Prozesse, die im Körper im Anschluss an eine Belastung ablaufen. Dazu gehören aktive und passive Prozesse. Das gemeinsame Ziel ist die Wiederherstellung des physiologischen Gleichgewichts – der sogenannten Homöostase – und im Anschluss an einen Trainingsreiz der Leistungszuwachs, der in der Wissenschaft als Superkompensation bezeichnet wird.

Zu diesen Vorgängen im Organismus gehören:

- Wiederauffüllen der Energiespeicher mit Glykogen
- Wiederauffüllen der verlorenen Mineralstoffe und des Körperwassers
- Regulation des pH-Werts
- Regulation der Körpertemperatur
- Entzündungsregulation
- Ausschüttung an Sexualhormonen und Wachstumshormonen, um nicht nur auf das Ausgangsniveau der Leistung zurückzukehren, sondern sogar mit der Zeit besser oder robuster zu werden
- Psychische beziehungsweise mentale Erholung
- Motorische und kognitive Verbesserungen

Prinzipiell unterscheiden wir die physische Erholung von der psychischen oder mentalen Erholung. Denn die Ermüdung, die nach langen oder intensiven Phasen von körperlicher Arbeit und Training entsteht, unterscheidet sich deutlich von der Ermüdung nach psychischen Belastungen oder Kopfarbeit.

Die Regenerationslösungen, die wir Ihnen vermitteln werden, sind daher auch in Tools und Strategien für körperliche sowie mentale Erholung unterteilt. Allerdings können die Regenerationsstrategien in Teilen identisch sein. Gerade in Bezug auf aktive Erholungsmaßnahmen kann der Kopfarbeiter vom Sportler lernen. Zudem können wir Lösungen anbieten, um kurzfristig und schnell zu regenerieren, sowie eher langfristige oder länger andauernde Strategien und Maßnahmen.

Durch Training wollen wir besser werden, ganz egal, ob wir Tennis spielen, laufen oder Gewichte stemmen. Um besser zu werden, müssen wir einen »überschwelligen« Reiz setzen und unseren Organismus bewusst stressen. Dieser Stress bewirkt, dass unsere Homöostase aus der Balance gerät. Unter Homöostase wird die Aufrechterhaltung eines stabilen biochemischen Zustands im Körper verstanden. Um diese Stabilität wieder zu erlangen, versucht der Organismus, sich den veränderten Bedingungen anzupassen. Denn unser Organismus ist seit den Zeiten, in denen unsere Vorfahren Jagd auf Mammuts machten, darauf ausgelegt, solch einen Reiz eigentlich kein zweites Mal erleben zu wollen.

Er wappnet sich sozusagen, indem er beispielsweise die Glykogenspeicher in den Muskeln vergrößert, um mehr Energie bereitstellen zu können, indem er die Muskelstränge vermehrt, um mehr Gewichte stemmen zu können, oder indem er die Motorik von Schulter, Arm und Hand verbessert, um den Tennisball präziser zurückschlagen zu können.

Setzt der Athlet durch eine intensive oder lange Einheit einen Reiz, greift er den Organismus an und zerstört meist auch Substanz wie beispielsweise Muskulatur und Gewebe. Dieser Akt der Zerstörung ist gezielt und gewollt, mit dem Bewusstsein, dass der Körper sich selbst repariert und danach leistungsfähiger ist, indem er dann beispielsweise über stärkere Muskelfasern verfügt. Bringen wir den Körper durch Training und Belastung dagegen nicht aus seinem natürlichen Gleichgewicht, können wir ihn auch nicht stärken.

Eine optimierte Regenerationsstrategie beschleunigt die Erholung, der Körper kann den gesetzten Trainingsreiz besser verarbeiten und der Athlet ist nicht so lange müde und angegriffen.

DAS BEDEUTET REGENERATION FÜR MICH

Auch ich kann von einem einschneidenden Erlebnis in Sachen Schlaf und Erholung berichten. Zum Glück, ohne eine Grenzerfahrung gemacht haben zu müssen. Als ich im Jahr 2011 in der Endphase meiner Doktorarbeit steckte, habe ich angefangen, den Tag in zwei Hälften einzuteilen, um das Pensum zu schaffen. Getrennt wurden die beiden Tageshälften durch einen ausgiebigen Schlaf am Nachmittag. Power Naps kannte ich natürlich schon. Ich fand jedoch schnell heraus, dass ein Mittagsschlaf, bei dem ich einen kompletten Schlafzyklus durchlaufe, eine ganz andere Wirkung auf meine Leistungsfähigkeit hatte. Ich sah zwar nie aus wie Herkules, fühlte mich nach dem Schlaf aber so – und das bis in die frühen Nachtstunden.

Weil ich so fasziniert war von den positiven Auswirkungen, entschied ich mich Ende 2011, komplett auf dieses biphasische Schlafmuster umzusteigen. Dies war jedoch mit vielen Herausforderungen für mich und mein Umfeld verbunden, dem ich an dieser Stelle herzlich danken möchte.

Im Rahmen meiner mündlichen Doktorprüfung arbeitete ich den Forschungsstand zum Thema Schlafpausen komplett auf. Und siehe da: Die Chronobiologie unterstrich meine positive Selbsterfahrung. Zahlreiche Wissenschaftler bestätigten meine These, dass wir Menschen eigentlich darauf ausgelegt sind, zweimal am Tag zu schlafen. Nur leider lässt unser gesellschaftliches Leben ein biphasisches Schlafverhalten kaum zu. In Zeiten von Kindertagesstätten und Ganztagsschulen nimmt man uns schon früh das Recht auf den langen Mittagsschlaf. Auch die klassische Arbeitswelt ist dafür nicht gemacht. Lediglich bei Freiberuflern sieht man gelegentlich, dass sie den Tag in zwei Hälften einteilen – getrennt durch eine häufig auch längere Schlafpause.

Ich möchte Sie an dieser Stelle ermutigen, über eine solche Lebensumstellung nachzudenken – vor allem, wenn Ihnen das postprandiale Mittagstief sehr zu schaffen macht. Sie werden sich wie ein neuer Mensch fühlen. Allerdings gibt es beim biphasischen Schlafverhalten einiges zu beachten, damit Sie glücklich damit werden. Insbesondere die Schlaflänge will wohldosiert sein. Wie lange diese sein sollte? Darauf geben wir in diesem Buch eine Antwort.

Dr. Utz Niklas Walter

INDIVIDUELL PASSENDE REGENERATIONSMASSNAHMEN NUTZEN

Clevere Regenerationsmaßnahmen direkt im Anschluss an die Belastung durch Training und Wettkämpfe helfen, die Gefahr eines Infekts zu minimieren. Warum? Sport ist doch gesund und macht fitter? Sport stärkt zwar generell die Abwehrkräfte, direkt nach der Belastung gibt es allerdings eine Phase – genannt *Open Window* –, in der der Körper besonders anfällig gegenüber Eindringlingen ist. Aber eben dieses Fenster lässt sich mit Erholungsmaßnahmen wie zum Beispiel Flüssigkeits- und Energieaufnahme schneller schließen.

So kommt gerade der Ernährung nach der Belastung eine ganz entscheidende Bedeutung in puncto Trainingsfortschritt und Leistungsverbesserungen zu. Denn die Ernährung kann den Metabolismus und den Hormonstatus beeinflussen.

Je qualitativ hochwertiger unser Regenerationsprozess ist, desto schneller und gesünder verläuft dieser Anpassungsprozess. Allerdings muss uns auch bewusst sein, dass der primäre Trainingsreiz oftmals durch äußere Einflüsse wie Wärme, Kälte, Sonnenexposition oder Höhe sowie durch »innere« Einflüsse, die aus unserem sozialen Umfeld herrühren, verstärkt wird. All das summiert sich dann zu einer Last (*Load*), mit der unser Organismus fertig werden muss. Aus diesem Grund ist es wichtig zu verstehen, dass bei zwei gleich gut trainierten, leistungsgleichen Athleten oder Personen dasselbe Training beziehungsweise derselbe Stress einen ganz unterschiedlichen Effekt hat und vom Organismus anders »verdaut« wird. Daher wirken Regenerationsmaßnahmen individuell immer sehr unterschiedlich.

So unterschiedlich die Regenerationsmethoden auch sein mögen, ihre Ziele sind alle gleich. Der Mensch soll nach erfolgter Erholung Folgendes verspüren:

- Mehr Energie
- Weniger Muskelverspannungen und Gelenkschmerzen
- Gestärktes Immunsystem
- Größere geistige Klarheit
- Mehr Ausgeglichenheit
- Größere Kreativität
- Mehr Kapazitäten
- Höhere Arbeitszufriedenheit

UNTERSCHIEDLICHE STUDIENLAGE

Sie werden in diesem Buch einige Erholungsmethoden und Regenerationsmaßnahmen vorfinden, zu denen es eine uneinheitliche Studienlage gibt. Darüber sind wir uns im Klaren. Wir wissen aber auch aus unzähligen Erfahrungen mit Patienten und Klienten, dass jeder Organismus und jeder menschliche Körper ganz individuell auf Reize von außen reagiert.

Folgendes Beispiel verdeutlicht das Dilemma zwischen Wissenschaft und Praxis: Kompressionsbekleidung hat nach der momentanen Studienlage keine nachweisbaren positiven Effekte auf eine schnellere Wiederherstellung der sportlichen Leistungsfähigkeit. Zumindest im Blut lassen sich keine Belege dafür finden. Allerdings berichten wiederum das Gros der Studienteilnehmer und auch viele Athleten, dass sie sich durch das Tragen der Kompressionsbekleidung nach harten Belastungen am nächsten Tag besser fühlten. Die Muskeln sind geschmeidiger und die belasteten Extremitäten fühlen sich nicht mehr so müde an. Diese Information, auch wenn sie nur auf einem Gefühl basiert, bewertet das Gehirn positiv. Die Folge: Die Bewegungsmuster der Athleten, die Kompressionsstrümpfe trugen, sind besser, da sie die Ermüdung, die objektiv nachweisbar war, nicht als solche empfanden. Im Verlauf dieses Buches werden Sie öfter von der Studienlage versus der Praxiserfahrung lesen. So möchten wir Ihnen einen umfassenden Überblick geben. Entscheidend aber ist, was Sie für sich als geeignet empfinden.

Wir wollen einen Überblick verschaffen über Maßnahmen, die funktionieren (können). Einiges ist bis zum heutigen Tage noch gar nicht in Langzeitstudien erforscht, anderes passt vom Studiendesign nicht auf jeden von uns. So waren beispielsweise im sportwissenschaftlichen Bereich die Probanden vieler Studien bereits gut trainierte Sportstudenten. Inwieweit sich die gewonnenen Erkenntnisse auf den Mittvierziger, der bislang nur sporadisch Sport getrieben hat, übertragen lassen, ist fraglich. Ähnlich verhält es sich mit der Ernährung. Hier sind wir noch in den Anfängen und begreifen erst, wie Ernährung Krankheiten sowohl verursachen als auch heilen kann.

DAS BEDEUTET REGENERATION FÜR MICH

Auch in meinem Leben spielen Regeneration und Schlaf eine besondere Rolle. Während ich als Jugendlicher noch die frühe Zubettgehzeit meiner Eltern belächelt hatte, musste ich mir spätestens zu Beginn meines Arbeitslebens eingestehen, dass auch ich – chronobiologisch betrachtet – zu den Lerchen (Frühtypen) zähle. Seit vielen Jahren lebe ich nun danach – und fühle mich wunderbar. Dass ich nun wiederum von einigen Eulen (Spättypen) in meinem Freundeskreis belächelt werde, lächle ich selbstbewusst weg.

Ich möchte Sie an dieser Stelle dazu motivieren, Ihr Leben ebenfalls nach Ihrem Chronotypen auszurichten. Aus einer Lerche kann keine dauerhaft glückliche Eule werden – und andersherum. Wenn Sie Schlaf und körperliche Ruhe über alles andere stellen, dann werden Sie tatsächlich erholter, ausgeschlafener und erfolgreicher sein.

Dr. Fabian Krapf

WARUM TRAINING NICHT UNBEDINGT FORTSCHRITT BEDEUTET

Bei all der Arbeit und dem vielen Training und Willen, sich kontinuierlich zu verbessern, darf man eine Sache nicht vergessen: Training bedeutet nicht unbedingt auch Fortschritt. Richtig dosiertes Training setzt eigentlich nur einen Reiz. Erst in der Phase danach, der Erholungsphase, kann der Körper durch spezifische Veränderungen ein höheres Level erreichen. Ohne ausreichende Erholung erzeugt ein intensiver Trainingsreiz letztlich nur Überlastungen, Übertraining und im schlimmsten Fall eine Verletzung. Nur wenn der Athlet sich vollkommen erholt, kann er beim nächsten Training oder Wettkampf wieder seine gesamte Leistungsfähigkeit abrufen.

Nicht ohne Grund sind führende Sportwissenschaftler und Sportmediziner der Meinung, dass nicht derjenige Radprofi die Tour de France gewinnt, der am besten Rad fährt, sondern derjenige, der am besten regeneriert. Denn spätestens in der zweiten Woche des drei Wochen dauernden Rennens sind die Fahrer erschöpft und nicht mehr in der Lage, ihre absolute Topleistung zu bringen. Sie steigen dann schon vorermüdet zu den Etappen aufs Rad. Sichtbar wird das an den veränderten Blutwerten mit höheren Entzündungsmarkern und niedrigeren Hämatokrit- und Eisenwerten, vermehrtem Auftreten von Magen-Darm- und Atemwegsinfekten und einer träger werdenden Herzfrequenz.

Hier kommt Regenerationsmaßnahmen, die teilweise noch im Wettkampf stattfinden, wie die Einnahme von Aminosäuren, um dem Muskelabbau vorzubeugen, eine ganz entscheidende Bedeutung zu. Im Endeffekt wird jede freie Minute zur Erholung genutzt, ob es Eisbäder im Ziel, Massagen im Hotel oder der Power Nap im Bus sind.

Train hard, recover harder – dieses aus dem US-Amerikanischen stammende Motto erklärt treffend, welche Stellung die Regeneration im Sport mittlerweile einnimmt und warum Recoverymaßnahmen im Spitzensport in den vergangenen Jahren immer weiter optimiert wurden. Während das Training ausgereizt zu sein scheint, drehen die Wissenschaftler und Mediziner an der Stellschraube Erholung. Mit welchen Maßnahmen kann der Athlet wieder frisch und regeneriert zurückkehren und sich der nächsten Herausforderung – sei es im Training oder im Wettkampf – stellen? Je qualitativ hochwertiger die Regeneration, desto eher kann der Athlet die nächste Einheit frisch und ausgeruht absolvieren und desto schneller erreicht er das nächste Level. Insofern ist eine gute Regeneration einer der Schlüssel, um die Leistungsfähigkeit zu verbessern.

Manch einer wird sich fragen, inwieweit all dies für Hobbysportler, die nur zweimal die Woche trainieren und genug Pausen zwischen den Aktivitäten einlegen, Relevanz besitzt. Zum einem ist das Immunsystem dank einer cleveren Regenerationsstrategie schneller wieder voll abwehrbereit und kann so den Viren und Bakterien Paroli bieten. Zum anderen schwächt ein müder Körper auch immer den Geist. Außerdem lassen viele dieser Regenerationsstrategien auch den klassischen Kopfarbeiter schneller regenerieren, da sie die Durchblutung anregen und den Körper so übers Blut mit Sauerstoff sowie Energie versorgen.

Wer beispielsweise Stress im Job oder im privaten Umfeld hat, wird die durch die Anspannung hervorgerufenen Muskelverspannungen und Schmerzen im Nacken und Rücken kennen. Selbst diese für viele von uns als alltäglich wahrgenommenen kleinen Wehwehchen schwächen unsere Leistungsfähigkeit. Jedes Unwohlsein raubt uns Energie, da der Organismus damit beschäftigt ist, dagegen anzukämpfen.

Auch hier erklären wir anhand von Best Practices, welchen Einfluss unterschiedliche Regenerationsmethoden auf die psychische Fitness haben beziehungsweise wie sich bestimmte Strategien – allen voran das richtige Entspannen und Schlafen – auf unsere geistige Frische auswirken.

WARUM UNVOLLKOMMENE ERHOLUNG DIE NORM IST

Viele unserer Klienten und Kunden haben immer noch ein schlechtes Gewissen, wenn sie über Regeneration und Pausen im Arbeitsalltag nachdenken. Sie glauben tatsächlich, dass es Fehlzeiten sind, in denen sie nichts leisten. Dabei haben unzählige Studien längst bewiesen, dass kurze Pausen in regelmäßigen Abständen die Konzentration und die Kreativität verbessern.

Wer ohne Pause arbeitet, betreibt Raubbau an seinem Körper bis hin zum Worst Case, dass er sich auf diese Weise selbst umbringen kann. Vor ein paar Jahren machte der Begriff *Karōshi* in Europa die Runde. Das Wort stammt aus dem Japanischen und bedeutet so viel wie Tod durch Überarbeiten. Todesursache sind zumeist Herzinfarkte oder Schlaganfälle, die aufgrund von Stress ausgelöst wurden, auch bei jüngeren Menschen. Auch wenn in Japan nach einem anderen Wertekanon gelebt und Aufgeben als Schande gewertet wird, sollte uns dies zu denken geben. Solche *Karōshi* gab es in den USA und Frankreich auch schon. Während die Todesfälle durch Überarbeitung in den Medien sensationsheischend als Einzelfälle aufbereitet werden, sollten wir sie als ernstzunehmende Warnung begreifen.

Niemand, wie fit er auch sein mag, ist gefeit vor Erschöpfung, Verletzung oder sogar dem Tod, wie das Beispiel des ehemaligen CEO von SAP Indien zeigt. Ranjan Das, 42 Jahre alt, galt als

Vorzeigemanager. Er benötigte scheinbar wenig Schlaf in der Nacht, lief Marathon, war sportbegeistert und hatte ein erfülltes Privat- und Berufsleben. Doch alles zusammen führte zu einem Stress-Overkill, einem Herzinfarkt und dem frühen Tod. Zwar gehört ein gewisses Maß an Stress zum natürlichen und gesunden Teil unseres Lebens. Aber die langfristigen Folgen von ständigem Stress schädigen unsere geistige und körperliche Gesundheit. Wenn der Stress konstant ist und nicht gelindert werden kann, wird sich der Körper nicht entspannen und erholen. Das Problem, dem wir ausgesetzt sind, liegt in unserem immer komplexer werdenden Leben.

Menschen, die wissen, was Stress anrichten kann, werden im Übrigen nicht damit prahlen, was sie zu leisten imstande sind, geschweige denn, wie viel Zeit sie dafür aufbringen mussten. Dauerhaft gesunde und fitte sogenannte High Potentials sowie kluge und kreative Köpfe werden auch nicht das 24/7-Mantra runterbeten. Arbeitspsychologen wissen längst, dass ein 24/7-Typ eigentlich sehr ineffizient arbeitet, da die wichtigen schöpferischen Pausen und der nötige Abstand schlichtweg fehlen, um wieder mit vollen Kräften ans Werk gehen zu können. Stattdessen kommt ihre Arbeitsweise einem Lauf im Hamsterrad gleich, bei dem es kein echtes Vorankommen gibt.

WARUM SCHLAF SO WICHTIG IST

In diesem Buch widmen wir ein großes Kapitel dem Schlaf. Das ist en vogue, mögen Sie vielleicht denken, aber für uns ist der Grund viel triftiger: Schlechter Schlaf birgt große gesundheitliche Gefahren, die erst in letzter Zeit so richtig erforscht wurden. Wir reden hier nicht von Müdigkeit und Erschöpfung, die jeder bei sich nach einer »schlechten Nacht« sofort bemerkt. Schlechter Schlaf lässt uns schleichend krank werden, bringt uns im schlimmsten Fall sogar um. Der Blutdruck erhöht sich dauerhaft, Fettleibigkeit wird begünstigt, das Tumorwachstum wird angeregt, die Gefahr, am Herzen zu erkranken, steigt überproportional. Kurzum: Schlechter Schlaf verkürzt unser Leben – das muss nicht sein.

ERHÖHTES KRANKHEITSRISIKO

Fehlende Regeneration und zu wenig Schlaf machen Sie nicht nur nervös und weniger leistungsfähig, sondern haben auch langfristige Auswirkungen auf Ihre Gesundheit. Statistiken zeigen, dass sich das Risiko für folgende Krankheiten dramatisch erhöhen kann:

- Diabetes
- Herzkrankheit
- Depression
- Hormonelle Störungen
- Krebs

Wir erklären, worauf es bei gutem Schlaf ankommt, wie Sie tief und fest schlafen und warum in vielen Fällen eine halbe Stunde weniger Schlaf tatsächlich mehr Qualität bedeuten kann.

Ohne auch nur einen einzigen Tipp zur Erholung gegeben zu haben, können wir also zwei Punkte festhalten:

- Die richtige Regenerationsstrategie ist mindestens genauso wichtig wie das richtige Training.
- Es gehört nicht nur Disziplin dazu, regelmäßig zu trainieren. Es ist auch Teil der Selbstdisziplin, sich in den richtigen Momenten gezielt um die eigene Erholung zu kümmern.

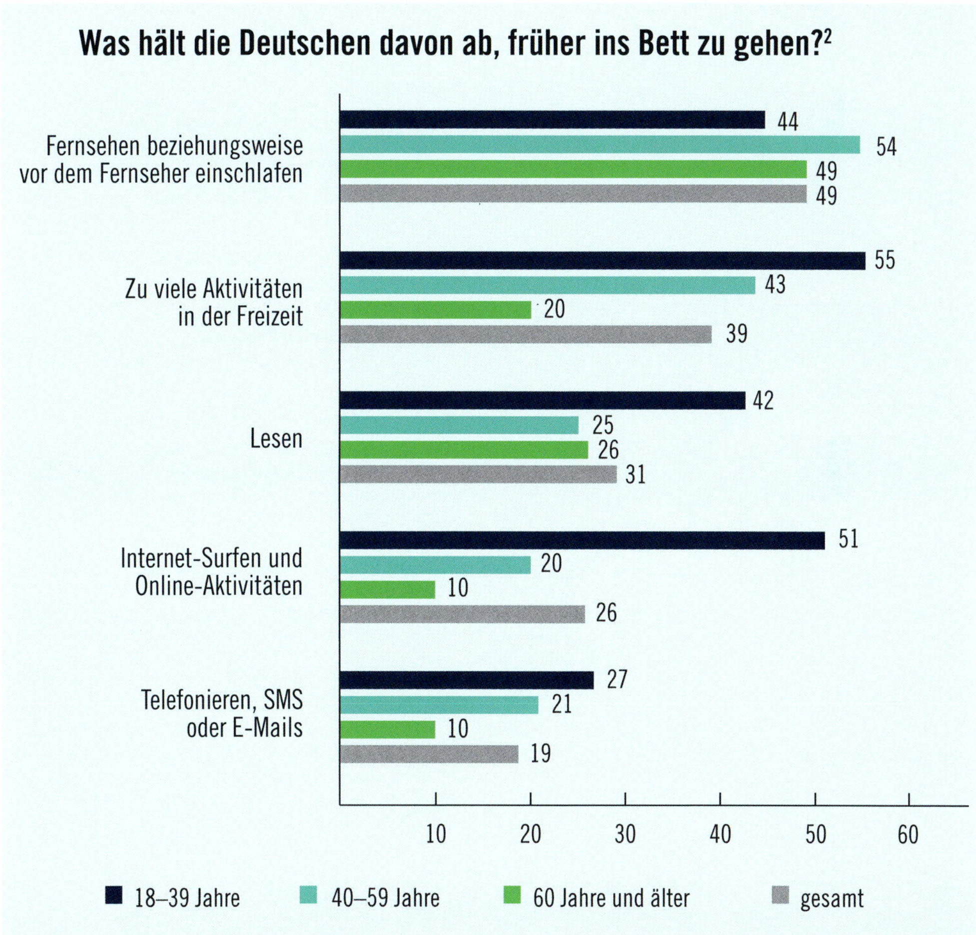

Diese Aktivitäten rauben uns gemäß einer Schlafstudie der Techniker Krankenkasse den Schlaf.

2 WAS

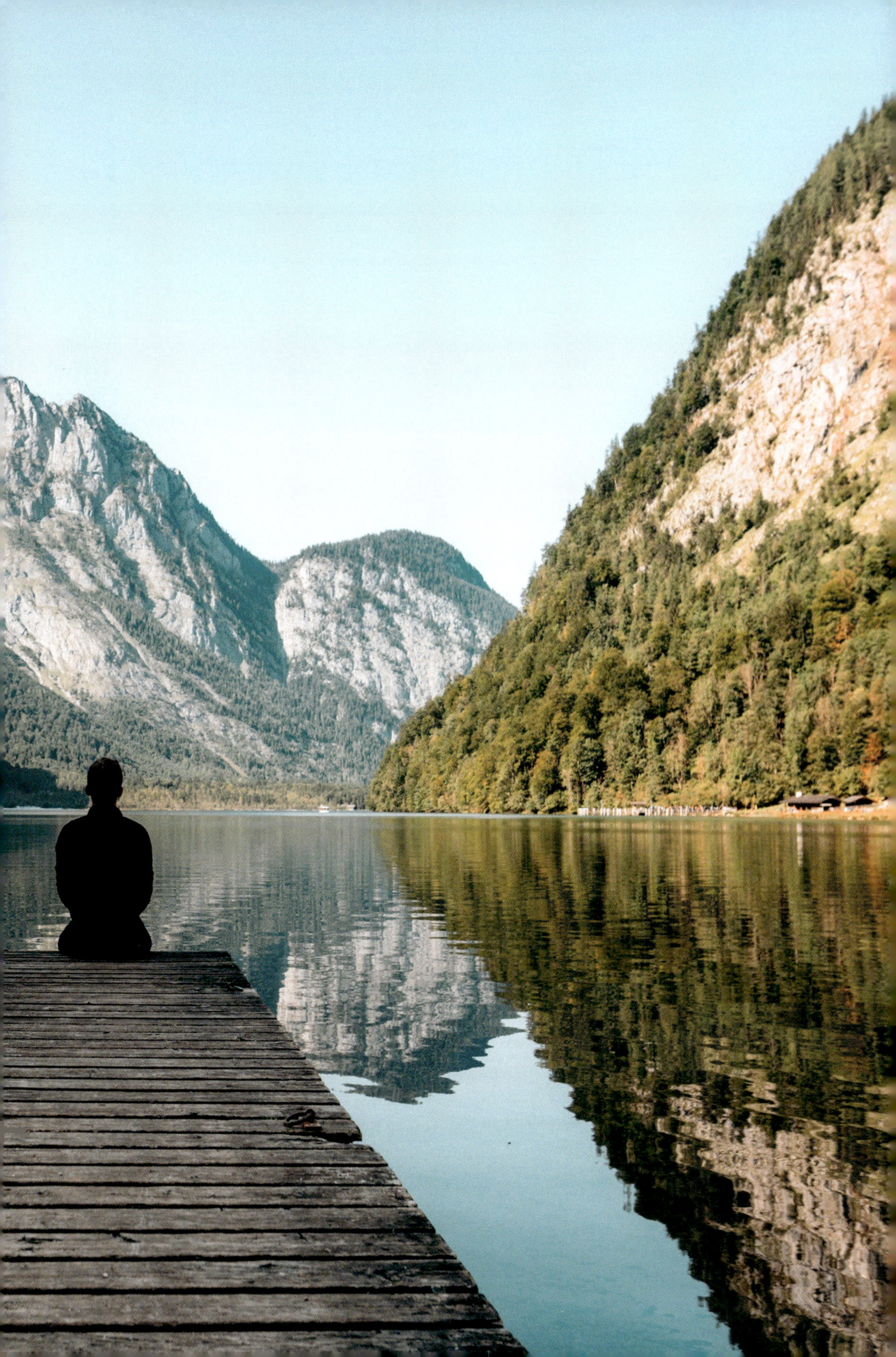

VERSCHIEDENE ARTEN VON STRESS

In diesem Kapitel erklären wir Ihnen die Zusammenhänge von Belastung und Erholung und welche Mechanismen bei Ihnen dabei in Gang gesetzt werden. Wir möchten, dass Sie ein Verständnis dafür entwickeln, wie Sie besser regenerieren können und welche Strategien Ihnen dabei helfen. Außerdem wollen wir Ihnen vermitteln, in welchen Momenten die Regeneration überhaupt sinnvoll stattfinden kann. Und last but not least gewähren wir Ihnen tiefe Einblicke in die Welt des Schlafs in all ihren Facetten.

»Was bin ich heute gestresst!« oder »Heute war aber ein stressiger Tag!« – Sätze wie diese kennen wir zur Genüge. Wir wollen Ihnen kurz vermitteln, wann, wo und vor allem wie das Wort Stress eingesetzt wird. Wir alle kennen seine psychologische Bedeutung: nämlich, wenn uns etwas geistig erschöpft. Stress hat seine Berechtigung aber auch im Sport. Denn der Trainingsreiz wird auch als Stress bezeichnet – und dieser soll uns sogar stärken. Um es noch verwirrender zu machen, sprechen Wissenschaftler auch noch bei Wärme, Kälte, Sonneneinstrahlung, Höhenlage und anderen Faktoren von Stressoren – irgendwie auch logisch, da sie Einfluss auf unser Wohlbefinden und unsere Leistungsfähigkeit nehmen können.

Was jeden dieser Stressbegriffe – physisch wie psychisch – verbindet: Reiz, Stress, Belastung oder *Load* wirken auf uns ein, aber auf ganz unterschiedlichen Wegen und ganz individuell, denn wir selbst bewerten diesen Stress. Unsere Bewertung wiederum ist abhängig von unseren momentanen körpereigenen Ressourcen und unserer eigenen Erfahrung. Wir bewerten also die Situation und damit auch den Einfluss, den diese auf unsere Stressreaktion nimmt.

Stress kann auf viele Arten auf uns einwirken. Der ungarisch-kanadische Mediziner Hans Selye definiert Stress als »eine unspezifische Reaktion des Körpers auf jegliche Anforderung«.[3] Probleme am Arbeitsplatz, in Beziehungen, innerhalb der Familie oder Geldsorgen gehören zu den häufigsten Auslösern dieser Reaktion.

In Selyes Stressmodell läuft die Stressreaktion in drei Phasen ab. In der Alarmphase sind wir kurzzeitig durch eine Art Schock in unserer Leistungsfähigkeit eingeschränkt. Davon erholen wir uns aber relativ zügig und treten dann in die Phase des Widerstandes ein. In dieser Phase sind wir aufgrund der ständigen Adrenalin- und Cortisolausschüttung für einen gewissen Zeitraum sehr leistungsfähig. Dieser Zeitraum variiert sehr stark von Mensch zu Mensch. Doch am Ende dieses Teufelskreises, wenn unsere Ressourcen erschöpft sind, bricht unser Immunsystem völlig zusammen und wir erleiden einen Zusammenbruch.

Um angemessen zu planen, wie viel und welche Art der Erholung und Regeneration wir benötigen, müssen wir zunächst die verschiedenen Arten von Stress erkennen können.

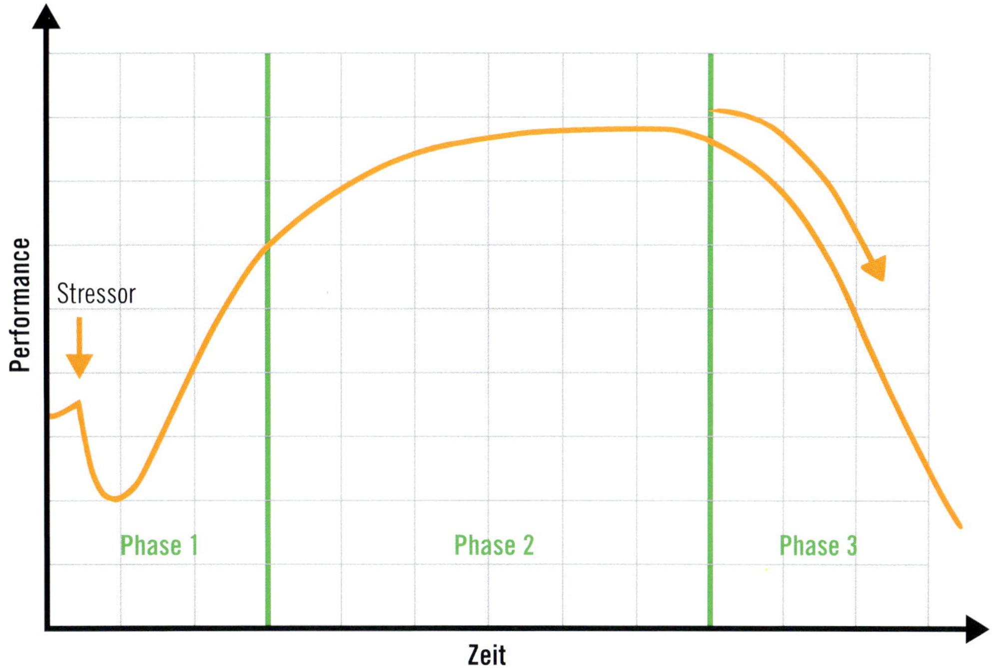

Das Stressmodel nach Hans Selye

DIE VERSCHIEDENEN STRESSOREN

Nur wer seine Stressoren kennt, kann sie bekämpfen.

Physiologische Stressoren:

- Jede Form von Schmerzen oder Beeinträchtigungen. Für diese Betrachtung spielt es keine Rolle, ob diese akut oder chronisch auftreten.
- Schlechte Körperhaltung
- Intensives sportliches Training – was für uns im Regelfall mehr als vier Einheiten pro Woche entspricht
- Ungesunde beziehungsweise einseitige Ernährung
- Einnahme von bestimmten Medikamenten (verschreibungspflichtige und nicht verschreibungspflichtige), beispielsweise bei:
  - Asthma
  - Erkältung oder Grippe
  - Darmparasiten
  - Pilzinfektionen (Hefepilze im Magen-Darm-Trakt, Fußpilz)

  - Diabetes
  - Bluthochdruck
- Schlafmangel
- Schlafstörungen (Apnoe, Restless-Legs-Syndrom – eine neurologische Erkrankung mit Gefühlsstörungen und einem unwillkürlichen Bewegungsdrang in den Beinen und Füßen)
- Alkohol

Physikalische Stressoren:

- Strahlung
- Wärme und Kälte
- Luftverschmutzung
- Lärm
- Höhe

Psycho-soziale Stressoren:

- Zeitdruck
- Überforderung
- Kontrollverlust
- Prüfungssituationen
- Ressourcenmangel
- Zwischenmenschliche Konflikte in Familie, Partnerschaft, Arbeitsumfeld
  - Ungelöste Probleme
  - Konkurrenzsituationen im privaten wie beruflichen Bereich
  - Verlusterfahrungen oder Tod eines Verwandten, Partners, Bekannten
  - Trennungen sowie Trennungsängste
  - Vereinsamung

SELBSTREFLEXION ZUM THEMA STRESS

Überlegen Sie sich bei der Betrachtung der oben aufgeführten Stressoren, welche davon auf Sie zutreffen:

- Welche drei Stressfaktoren belasten Sie am stärksten?
- Welche weiteren Stressquellen gibt es in Ihrem Leben?
- Was unternehmen Sie derzeit, um diese Stressfaktoren zu steuern?
- Können Sie alle Ihre derzeitigen Stressfaktoren steuern?

CORTISOL – EIN HORMON SPIELT VERRÜCKT

Das körpereigene Hormon Cortisol zählt zu den wichtigsten Stresshormonen und ist an der Entstehung von Burn-out und einer großen Zahl anderer physischer Erkrankungen beteiligt. Es wird von den Nebennieren, einem Organ in direkter Nachbarschaft zu den Nieren, produziert. Das Signal zur Ausschüttung geht vom Hypothalamus und der Hypophyse in Ihrem Gehirn aus.

Sobald Sie sich einer potenziellen Gefahr ausgesetzt sehen, wird eine Stressreaktion in Ihrem Organismus ausgelöst. Zunächst werden die Stresshormone Noradrenalin und Adrenalin in schnellen Schüben freigesetzt – vielfach als Fight-or-Flight-Syndrom beschrieben. Danach schüttet Ihr Körper Cortisol aus, was einmalig kein großes Problem darstellt, da der Cortisolspiegel durch eine folgende Phase der Entspannung wieder sinkt.

Ein chronisch erhöhter Cortisolspiegel dagegen kann die Funktion des Immunsystems herabsetzen und zudem Fettleibigkeit, Bluthochdruck, Schlaflosigkeit und Herzerkrankungen begünstigen. Außerdem trägt ein erhöhter Cortisolspiegel zur Entstehung von Störungen der Gehirnleistung, Angstzuständen, Depression, Stimmungsschwankungen, Gedächtnisverlust, Konzentrationsproblemen und weiterer psychischer Störungen bei.

VIER BIOHACKS, UM DEN CORTISOLSPIEGEL ZU SENKEN

Je nach Tageszeit liegt der optimale Bereich des Cortisolspiegels zwischen 2,3 µg/dL und 19,5 µg /dL und folgt damit der Chronobiologie. Einzelwerte zu bestimmen ist nahezu sinnlos. Es sollte immer der tageszeitliche Verlauf im Sinne eines Tagesprofils dargestellt werden. Wenn Ihr Cortisolwert außerhalb des Bereichs liegt, gibt es mehrere einfache Möglichkeiten, Ihr Cortisol auf das normale Level zu bringen.

1. Mehr Schlaf
2. Mehr Wasser trinken
3. Weniger Kaffee
4. Atem- oder Entspannungstechniken (siehe Seite 108)

WANN BEGINNT DIE REGENERATIONSPHASE

Sobald wir unsere Arbeit und unser Training beendet haben, beginnt die Regenerationsphase. Vor allem aber findet die Regeneration im Schlaf statt. Leider haben viele Menschen nach wie vor nicht verstanden, dass wir nicht in der Trainingsphase besser werden, sondern in der sich darauf anschließenden Erholungsphase. Dieses Prinzip der Anpassung in die Erholungsphase nennt man – wie bereits erwähnt – Superkompensation.

Wenn wir dem Körper nicht genug Zeit für die Wiederherstellung und die Reparatur geben, kann es leicht passieren, dass wir keine Steigerung der Leistungsfähigkeit erzielen und uns sogar in eine leistungsmäßige Abwärtsspirale begeben, an deren Ende chronische Erschöpfung, Burnout und Verletzungen stehen.

Auch wenn es so aussieht, als würden wir nachts ruhen – in unserem Körper geht die Post ab!

Neben dem einschlaffördernden Hormon Melatonin werden noch eine Reihe anderer Hormone während unseres Schlafs ausgeschüttet. Dazu gehört Somatotropin, das auch als Wachstumshormon bezeichnet wird. Es wird in der Hypophyse (Hirnanhangsdrüse) produziert. Die Konzentration des Somatotropins steigt nach dem Einschlafen an und erreicht ihren Höhepunkt in den Tiefschlafphasen. Der Tiefschlaf hat also eine besondere Bedeutung für uns Menschen – vor allem aber für Sportler und Kinder.

Das Somatotropin ist nicht nur für das Längenwachstum verantwortlich, sondern auch für andere Stoffwechselfunktionen. So wirkt es sich als anabol wirkendes Hormon unter anderem positiv auf den Muskelaufbau aus. Dies kann unter bestimmten Umständen, beispielsweise durch regelmäßiges Training und ausgewogene Ernährung, in einer »Vergrößerung« der Muskelmasse und Stärkung der Muskelfasern resultieren. Leider wird Somatotropin aufgrund seiner positiven Effekte auf den Muskelaufbau zunehmend als Dopingmittel verwendet.

IM SCHLAF ARBEITET DER KÖRPER

Ausreichender und qualitativ guter Schlaf ist das A und O für die Zellregeneration in unserem ganzen Körper. Unzureichender Schlaf führt dagegen zu einer verminderten Ausschüttung regenerationsfördernder Hormone, was wiederum die Folge hat, dass unser Körper am Folgetag nicht maximal leistungsfähig ist.

Weiterhin haben Wissenschaftler herausgefunden, dass Schlaf ebenfalls einen Einfluss auf unser Gehirn und den Hirnstoffwechsel hat. Das sogenannte glymphatische System stellt – ganz vereinfacht ausgedrückt – ein Ausleitungssystem dar, das unter anderem von speziellen Zellen im zentralen Nervensystem gebildet wird. Dieses System ist hauptsächlich im Schlaf aktiv und sorgt dafür, dass die im Laufe des Tages angesammelten Zwischenprodukte aus unserem Gehirn abgeleitet und letztendlich dem Lymphsystem zugeführt werden. Dies kann von besonderer Bedeutung in Bezug auf neurodegenerative Erkrankungen wie zum Beispiel Alzheimer sein.

Schlaf ist jedoch nicht nur für die Funktionstüchtigkeit unseres Gehirns von entscheidender Bedeutung, sondern auch für das Immunsystem. Schlafmangel geht häufig mit einer Immunschwäche einher. Diese erhöht die Anfälligkeit für Infekte. Sind wir erst einmal erkrankt, zeigt sich häufig ein gesteigertes Schlafbedürfnis. Dies lässt sich darauf zurückführen, dass unser Körper mit allen Mitteln versucht, die Krankheitserreger im Organismus unschädlich zu machen.

Weiterhin hat Schlaf auch einen Einfluss auf das sogenannte Immungedächtnis. Studien haben gezeigt, dass Impfungen mit anschließendem kurzzeitigem Schlafentzug einen schlechteren Impfeffekt erzielen. Was in diesem Zusammenhang spannend ist: Selbst ein Jahr nach der Impfung war die Menge der Antikörper im Blut von »ausgeschlafenen« Versuchspersonen deutlich höher als bei »unausgeschlafenen« Probanden.

Des Weiteren sind Schlaf und psychisches Wohlbefinden eng miteinander verknüpft. Sind wir unausgeschlafen, reagieren wir schnell gereizt und können uns schlechter konzentrieren. Auch unsere Psyche kann langfristig darunter leiden. Schlafstörungen gehen häufig mit psychischen Erkrankungen wie Depressionen einher.

WIEDERHERSTELLUNG – DAS PRINZIP DER HOMÖOSTASE

Billionen Zellen bilden den menschlichen Körper. Sie arbeiten Hand in Hand für die Erhaltung des gesamten Organismus. Während Zellen, Gewebe und Organe sehr unterschiedliche Funktionen erfüllen können, haben alle Zellen ganz ähnliche Stoffwechselbedürfnisse. Damit diese Zellen konstant arbeiten können und dem gesamten Körper nützlich sind, benötigen sie zum Überleben Sauerstoff und Nährstoffe sowie einen Mechanismus und Stoffe, die sie von entstehenden Abfallprodukten befreien.

Die verschiedenen biochemischen und bioelektrischen Prozesse, durch die der Körper seine innere Umgebung überwacht und steuert, werden insgesamt als Homöostase bezeichnet. Homöostase bedeutet einfach beschrieben: Stabilität beziehungsweise Gleichgewicht in einer Zelle oder einem Körper. Die Homöostase bezeichnet auch die Fähigkeit des Organismus, eine konstante innere Umgebung aufrechtzuerhalten. Die Homöostase kann als dynamisches Gleichgewicht betrachtet werden, nicht als eine konstante und unveränderliche Bedingung.

Sie wird durch Stress, ganz gleich ob dieser auf einem physiologischen oder psychologischen Stimulus beruht, aus der Balance gebracht. Der Organismus ist bemüht, ein konstantes »internes Milieu« aufrechtzuerhalten – also in einem relativen Gleichgewichtszustand zu verbleiben, der von koordinierten physiologischen Prozessen gewährleistet wird. Der Begriff der Homöostase wurde durch den amerikanischen Stressforscher Walter Cannon geprägt.

Mit dem internen Milieu bezeichnet die Wissenschaft beispielsweise physiologische Parameter wie Körpertemperatur, Blutzuckerspiegel sowie Hormonspiegel, die durch veränderte Einflüsse von außen nicht mehr in ihrer eigentlichen Balance sind. Diese Werte dürfen und sollen auch schwanken, aber nicht über ein gewisses Maß hinaus. Allerdings toleriert unser Organismus stressige Stimuli ganz unterschiedlich und dementsprechend gerät die Homöostase auch ganz verschieden in Bewegung.

Beim Sport erwarten wir durch die Intensität der Aktivität den Reiz geradezu, was folgende Theorie aufwirft: Ist der Stress von uns ohne große übermenschliche Anstrengungen tolerierbar, reagieren wir darauf komplett anders, als wenn der Stimulus unerwartet, sozusagen mit voller Wucht, einschlägt. Einen Schlag beim Boxen verarbeiten wir daher komplett anders als einen Aufprall bei einem Auffahrunfall, obwohl der physikalische *Impact*, also die Kraft, womöglich gleich war. Wir bewerten sozusagen auch die psychologische Qualität des Reizes. Je höher die emotionale Bedrohung, die wir durch den Stress erfahren, umso größer sind unsere Reaktionen. Selbst bei posttraumatischen Störungen nach Kriegseinsätzen zeigt sich das. Die Soldaten, die besser auf ein Gefecht vorbereitet sind, sei es durch Übungen oder vorherige Einsätze, verdauen das Geschehen viel besser.

Stress darf einerseits nicht verteufelt werden, denn sonst wäre jede auch gewollte Anstrengung gefährlich. Ein bestimmter Grad an Beanspruchung ist erforderlich, um die eigene individuelle körperliche wie mentale Leistungsfähigkeit zu erhalten und diese auch in der Folge auszubauen.

Andererseits darf Stress auch nicht verharmlost werden, denn wenn die betroffenen Systeme dauerhaft aus dem Gleichgewicht geraten, drohen ernsthafte Überlastungen und Erkrankungen – körperlich wie geistig.

Entscheidend ist, ob der Stress akut auftaucht und mittels Erholungsstrategien verarbeitet werden kann oder ob er chronisch besteht und so aufgrund des dauerhaften Stimulus keine Möglichkeit zur Regeneration gegeben ist.

Störung der Homöostase

Unzählige homöostatische Mechanismen steuern die interne Umgebung innerhalb bestimmter Grenzen beziehungsweise Sollwerte. Wenn Ihre Körperzellen nicht richtig funktionieren, ist das homöostatische Gleichgewicht gestört. Ein homöostatisches Ungleichgewicht kann zu Beschwerden und Krankheiten führen. Diese sowie eine zelluläre Fehlfunktion zeigen sich auf zwei Arten: Erstens durch einen Mangel – die Zellen bekommen nicht alle Nährstoffe, die sie benötigen. Zweitens durch Toxizität – die Zellen werden vergiftet, weil sie überflutet werden mit Abfallprodukten oder fremden Stoffen, die sich nicht vollständig abtransportieren lassen. Wenn der homöostatische Mechanismus des Körpers unterbrochen wird, reagiert der Organismus ebenfalls auf zwei Arten: Entweder er ist in der Lage, das selbst zu korrigieren, oder das Problem verschlimmert sich und wird zu einer Krise.

KÖRPERFUNKTIONEN IM GLEICHGEWICHT

Hier die wichtigsten Beispiele für die Homöostase beim Menschen:

- Regulation des pH-Wertes, des Wasser- und Elektrolythaushaltes im Körper. Diese wird als Osmoregulation bezeichnet und geschieht zum Großteil in den Nieren.
- Regelung des Kreislaufs durch Herz, Nebennieren, Nieren und zentrales Nervensystem
- Regelung der Körpertemperatur durch das vegetative Nervensystem, mittels Schweißes sowie Wärmestrahlung, -strömung und -leitung
- Steuerung des Hormonhaushaltes über Hypothalamus, Hypophyse, Nebennieren und Sexualorgane

Neben vererbten, also genetischen Einflüssen gibt es auch äußere Einflüsse, wie die Wahl des Lebensstils und der Exposition durch die Umwelt. Diese internen wie externen Faktoren beeinflussen die Fähigkeit des Körpers, das homöostatische Gleichgewicht aufrechtzuerhalten. Das endokrine System einer an Diabetes leidenden Person hat es sehr schwer, den Blutzuckerspiegel ordnungsgemäß zu regulieren. Daher muss eine an Diabetes leidende Person den Blutzuckerspiegel mehrmals täglich kontrollieren, die tägliche Zuckeraufnahme überwachen und, um die Homöostase zu unterstützen, von außen Insulin zuführen.

Das autonome Nervensystem des Menschen ist faszinierend, aber auch sehr komplex. Jeder Mensch verarbeitet Reize völlig unterschiedlich. Ob wir durch bestimmte Ereignisse oder Reize gestresst werden, hängt davon ab, wie stark unsere Kontrolle über die Ereignisse ist und wie gut unsere »technischen« oder »taktischen« Fähigkeiten sind, die neuen Reize zu bewältigen.

Hat der Stressreiz jedoch eine gewisse Schwelle überschritten, wird eine Reaktionskaskade ausgelöst, die immer gleich ist. Zu diesen Reaktionen beziehungsweise Symptomen zählen:

- Erhöhter Puls
- Schnellere Atmung
- Verringertes Schmerzempfinden
- Verbesserter Fokus
- Leistungssteigerung

Feedbackschleifen

Das endokrine System spielt bei der Homöostase eine entscheidende Rolle, da Botenstoffe – Hormone und Neurotransmitter – die Aktivitäten der Körperzellen und Drüsen regulieren. Die Drüsen produzieren die Hormone und geben sie meist direkt an das Blut ab. Die wichtigsten Hormondrüsen sind der Hypothalamus, die Hypophyse (beide im Gehirn), die Schilddrüse (am Hals), die Eierstöcke und die Hoden (im Unterleib).

Die Freisetzung von Botenstoffen ins Blut wird durch Nervenreize gesteuert. Zum Beispiel kann ein Stimulus die Zunahme oder Abnahme der Menge eines ausgeschiedenen Hormons beeinflussen. Die Reaktion auf den Reiz verändert dann die inneren Bedingungen und kann selbst zu einem neuen Reiz werden. Dieser selbsteinstellende Mechanismus wird als Rückkopplungsregelung beziehungsweise Feedbackschleife bezeichnet.

Wenn die Reaktion auf einen Reiz einige Arten des ursprünglichen Reizes beeinflusst, führt dies zur Regelung der Rückkopplung. Der Antworttyp bestimmt den Namen der Rückmeldung. Man spricht von einem negativen Feedback, wenn die Antwort auf den Stimulus den ursprünglichen Stimulus verringert.

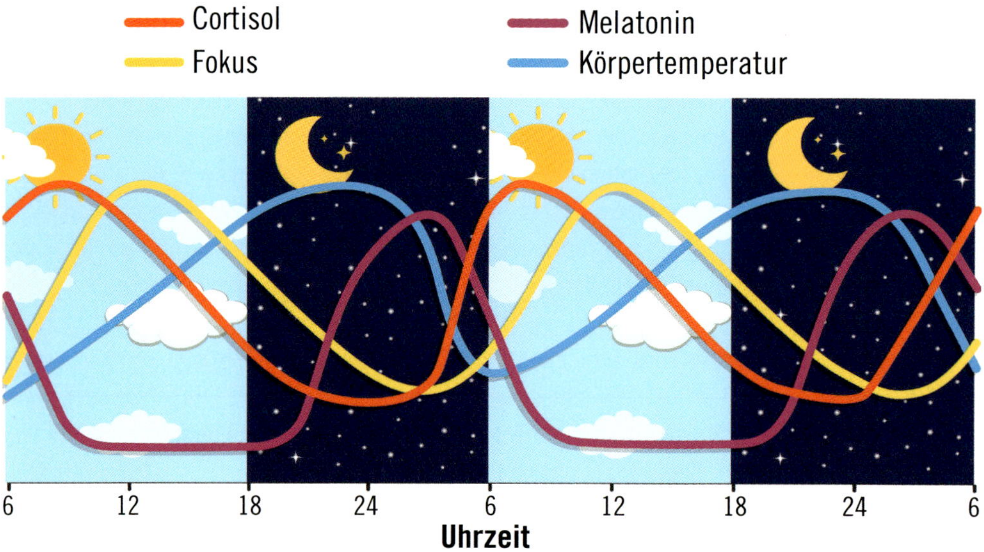

Körperfunktionen und Hormone sind an den Tag-Nacht-Rhythmus gekoppelt (vereinfachte Darstellung).

Systeminteraktionen

Jedes System des Körpers trägt zur Homöostase anderer Systeme und des gesamten Organismus bei. Es gibt kein System in unserem Körper, das isoliert arbeitet. Unser Wohlbefinden und das eines jeden anderen Individuums hängt vom Wohlergehen aller interaktiven Körpersysteme ab. Eine Unterbrechung in einem der Systeme hat in der Regel Konsequenzen für viele zusätzliche Körpersysteme. Die Mehrheit dieser Organsysteme wird durch die Hormone gesteuert, die von der Hypophyse abgegeben werden.

DER VAGUSNERV – UNSERE ENERGIEZENTRALE IM GEHIRN

Der Vagusnerv wird vielfach als der Selbstheilungsnerv bezeichnet. Denn er übt je nach Stimmungszustand eine beruhigende Wirkung bei Hektik und eine erregende Wirkung bei Trägheit aus. Entscheidend ist der Tonus des Nervs, den er auf die Organe überträgt.

Der Vagusnerv gilt als der größte und wichtigste Nerv des Parasympathikus und reguliert die Funktionen unserer inneren Organe. Der Parasympathikus wiederum nimmt Einfluss auf unser vegetatives Nervensystem und ist Gegenspieler des Sympathikus. Gewinnt der Parasympathikus die Oberhand über den Sympathikus, lässt sich unser gesamter Stresspegel, sei er physisch wie psychisch erhöht, stark drosseln. Grund genug also, dem Vagus mal auf den Nerv zu fühlen.

Der Vagusnerv ist der wichtigste aller zwölf Hirnnerven, da er die Funktion aller Organe im Brust- und Bauchraum wie Atmungsrate, Herzfrequenz und Magen-Darm-Mobilität reguliert. Er sendet auch eine große Menge an sensorischen Informationen an das Gehirn zurück und beeinflusst so dessen Funktionsfähigkeit. Daher spielt der Vagusnerv eine Rolle bei psychologischem Wohlbefinden, Regeneration, Stressbewältigung und Schlaf.

Nehmen Sie als Beispiel das Herz: Es muss in Ruhe mit einer festen Rate schlagen. Aber beim Schlafen muss es möglicherweise etwas langsamer werden, während es beim Laufen schneller schlagen muss, um den Energiebedarf des Körpers zu decken. All dies wird mithilfe einiger Hormone und des vegetativen Nervensystems erreicht.

Da das vegetative Nervensystem organische Abläufe sowohl beschleunigen als auch verlangsamen kann, hat es zwei Teile: das sympathische oder stimulierende Nervensystem und das parasympathische oder hemmende Nervensystem.

Der Vagusnerv ist ein wichtiger, wenn nicht sogar der wichtigste Teil des parasympathischen Nervensystems. Bei Stimulation verlangsamt er die Atmungsrate, die Herzfrequenz und die Bewegung des Magen-Darm-Traktes. Funktioniert der Vagusnerv dagegen nicht gut, bleiben Herzfrequenz, Atmung und Magenbewegungen hoch, was Schlaf und Ruhe stört. Genau das passiert, wenn wir gestresst oder nervös sind.

Die parasympathische Eigenschaft ist jedoch nicht nur, alle Körperfunktionen zu verlangsamen. Der Vagusnerv hat auch eine stimulierende Wirkung auf einige Funktionen. So erhöht er die Produktion von Magensäften.

SO BEEINFLUSST DER VAGUSNERV UNSEREN STRESS, SCHLAF UND UNSERE REGENERATION

Der Vagusnerv wird auch als wandernder Nerv bezeichnet, da er so viele verschiedene Teile des menschlichen Körpers durchdringt. Sein Name *Vagus* stammt aus dem Lateinischen und bedeutet übersetzt »umherschweifend«. Dieser umtriebige Nerv ist der wichtigste für unser Wohlbefinden. In Zeiten von hohem Stress und starken Ängsten unterstützt dieser Nerv die Regulation. Er hilft, die Atmung zu verlangsamen, das Herz zu erregen und Magenkrämpfe zu verhindern. Umgekehrt kann ein schwacher Vagotonus zu einem Gefühl der Einsamkeit, zu Depressionen sowie zu einem erhöhten Risiko für Herzerkrankungen und sogar Schlaganfälle führen.

Haben Sie schon einmal die Erfahrung gemacht, dass Ihnen tiefes konzentriertes Atmen für ein paar Minuten geholfen hat, sich zu entspannen? Mittels dieses tiefen konzentrierten Atmens stimulieren wir unwissentlich und automatisch den Vagusnerv. Einmal aktiviert, sendet er ein Signal an alle inneren Organe, sich zu beruhigen. Diese Technik machen sich auch die Atemübungen beim Yoga zunutze. Wer also Wert auf die eigene Achtsamkeit legt und bewusst in sich hineinhört, stimuliert den Vagusnerv. Ein weiterer Beweis dafür, wie stark Psyche und Physis zusammenspielen.

In den vergangenen Jahren ist die bewusste Stimulation des Vagusnervs in den Fokus zahlreicher Forschungen gerückt, da dies helfen kann, Stress abzubauen. Die Aktivierung des Nervs hilft, den Schlaf und das Wohlbefinden zu verbessern, Depressionen entgegenzuwirken sowie das Immunsystem zu stärken. Da der Vagusnerv wesentlicher Bestandteil der neuroendokrinen Immunachse ist, kann er »richtig tonisiert« im Kampf gegen Infektionen, Autoimmunerkrankungen und viele andere Beschwerden eine wesentliche Rolle spielen.

So fanden Forscher heraus, dass die Veränderung seines Tonus auch den Verlauf vieler entzündlicher Erkrankungen verändern kann. Untersuchungen zeigen, dass die Vagusnervstimulation arthritische Entzündungen erheblich reduzieren und den Schmerz in den Gelenken lindern kann.

Der Vagusnerv ist also derjenige, der uns hilft, ruhig und ausgeruht zu bleiben, den Schlaf zu optimieren, die Verdauung zu verbessern, die Stimmung und das Wohlbefinden zu steigern. Das ist die gute Seite. Die Schlechte ist, dass eine Dysregulation des Nervs zu vielen Beschwerden und zahlreichen Krankheitsbildern führt.

GENETIK UND UNSERE INNERE UHR

In uns allen tickt etwas – die innere Uhr. Diese sorgt aber nicht dafür, ob wir pünktlich oder zu spät zu einem Termin kommen. Sie hat viel wichtigere Aufgaben für unseren Organismus und für unsere Leistungsfähigkeit. Denn diese innere Uhr beeinflusst nicht nur unsere Hormonausschüttung, sondern auch die Arbeit unserer Organe und somit ganz entscheidend unsere Leistungshochs wie -tiefs.

Die innere Uhr befindet sich in unserem Gehirn, im suprachiasmatischen Kern (SCN) des Hypothalamus, und besteht aus etwa 20 000 Nervenzellen. Dieses Nervenzentrum reagiert auf die Lichteinstrahlung in der Netzhaut im Auge und steuert die interne Taktung. Nahezu alle unsere menschlichen Zellen übernehmen diese Taktung und selbst unser Mikrobiom, also die ganzen kleinen Mitbewohner in unserem Magen-Darm-Trakt, folgt diesem Rhythmus.

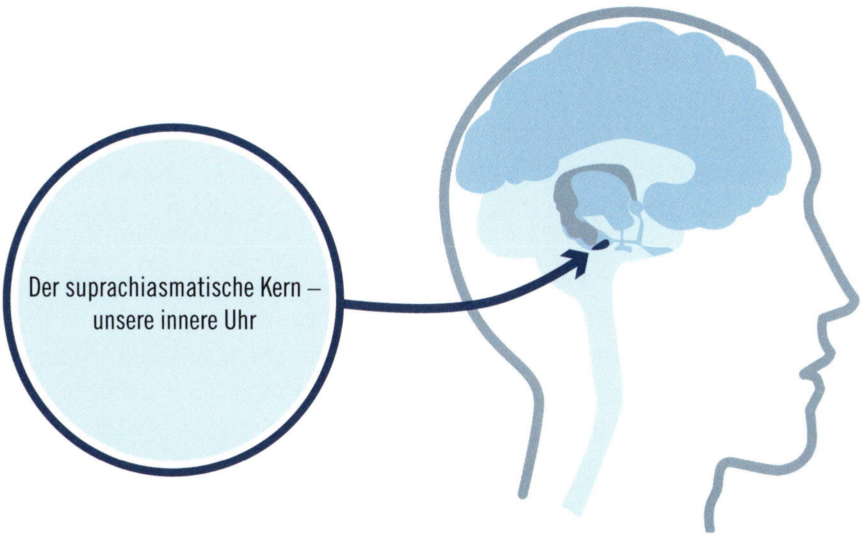

DER ZIRKADIANE RHYTHMUS

AucunserRegeneration und unser Schlaf erfolgen zeitgesteuert und unterliegen zirkadianen Rhythmen (von lateinisch *circa diem*, was »ungefähr einen Tag« bedeutet). Jede einzelne Zelle hat also ihre innere Uhr, die durch unsere Gene und die Zeitgeber im Gehirn gesteuert werden. Wissenschaftler der Colorado State University haben 2008 entdeckt, dass etwa 98 Prozent unserer Gene nach dem 24-Stunden-Modell arbeiten. Die sogenannte zirkadiane Synchronisation ermöglicht die Anpassung von molekularen Prozessen und Verhalten einschließlich Nahrungsaufnahme und -stoffwechsel.

Unser Leben ist also zeitlich abgestimmt. Zirkadiane Rhythmen beeinflussen unser Verhalten und unsere Leistungsfähigkeit stark. Es ist wichtig, dass Ihr Tagesablauf auf Ihre innere Uhr abgestimmt wird. Der beste Weg, dies zu tun, ist, sich eine strikte Agenda aufzuerlegen, jede Nacht zu einer sehr ähnlichen Zeit ins Bett zu gehen und jeden Tag, möglichst sieben Tage die Woche, zu einer sehr ähnlichen Zeit aufzustehen.

Mittlerweile untersuchen Forscher die Proteine und Gene, die für den Lauf dieser inneren Uhr und der damit verbundenen zirkadianen Rhythmen verantwortlich sind. Im Jahr 2017 ging der Nobelpreis an drei US-amerikanische Forscher, die die Steuerung der inneren Uhr weiter dekodierten. Sie erforschten die Gene, die diesen Rhythmus steuern. So konnten die Wissenschaftler nachweisen, dass die Gene der inneren Uhr auch den Stoffwechsel steuern. Und zwar durch die Beeinflussung der Glukoneogenese, der Insulinsensitivität und der Oszillation der Blutglukose.

Für alle Lebensbereiche ist dieses Wissen höchst interessant. So beschäftigen sich Chronomediziner damit, zu welchem Zeitpunkt Medikamente besonders gut wirken beziehungsweise wie Arzneimittel einzunehmen sind, dass sie wenig Belastung für die Nieren oder Leber darstellen. Auch immer mehr Unternehmen beschäftigen sich mit der Produktivität in Abhängigkeit der Tageszeit, neudeutsch als Chrono-Performance-Management bezeichnet oder klassisch chronobiologische Arbeitsgestaltung genannt.

Auch beim Sport kann der Zeitpunkt des Trainings und Wettkampfs eine große Rolle auf Leistungsvermögen und Regenerationsfähigkeit haben. Versuchen wir in Phasen, in denen wir klassischerweise ein Tief haben, Spitzenleistungen zu erbringen, nötigen wir unserem Körper extrem viel Energie ab und stressen ihn besonders. Allein die Vorstellung, dass unser Organismus unser Herz gerade herunterregelt und es ihm Entspannung geben möchte, wir es aber stark belasten durch Training oder Arbeit, ist ein schrecklicher Gedanke. Wir arbeiten in diesem Moment gegen ein gut funktionierendes System – als wollten wir bei voller Fahrt nach vorn den Rückwärtsgang einlegen.

Dementsprechend fällt bei solchen Aktionen die Erholungsphase länger aus und auch das Immunsystem wird zeitlich untypisch in Alarmbereitschaft versetzt, da es gerade in Ruhe versucht, Reparaturprozesse einzuleiten.

Andererseits gibt es aber auch bestimmte Zeiten beziehungsweise Phasen am Tag, in denen wir besonders leistungsfähig sind und wir trotz einer hohen Potenzialentfaltung weniger Zeit für die Regeneration im Anschluss benötigen. Untersuchungen haben gezeigt, dass bei den meisten Menschen die körperliche Leitungsfähigkeit am späten Nachmittag beziehungsweise frühen Abend ihren Gipfel erreicht. Da der Cortisolspiegel gegen Abend beziehungsweise zur Nacht sinkt, ist dies wiederum positiv für die Regeneration. Denn ein zu hohes Level dieses körpereigenen Hormons, beispielsweise durch Störung des Schlafmusters, verschlechtert die Regeneration der Muskeln und verhindert deren Wachstum.

Andererseits könnten Frühaufsteher die so wichtige REM-Phase unterbrechen, die wiederum für die Konsolidierungen der Erinnerungen also auch der motorischen Fähigkeiten – dem Muskelgedächtnis der Sportler – wichtig ist. Gerade in Trainingsphasen mit hohen körperlichen Reizen kommt dem Timing von Be- und Entlastung eine noch wichtigere Bedeutung zu.

Der Einfluss dieser zirkadianen Rhythmen geht sogar so weit, dass in Untersuchungen und Studien festgestellt wurde, dass bei Gerichtsverfahren nach dem Mittag Straftäter ein milderes Urteil zu erwarten haben als beispielsweise am Morgen, dass zu bestimmten Zeiten Chirurgen bei Operationen eine höhere Fehlerquote aufweisen und dass Schüler in bestimmten Phasen schwierigere Aufgaben einfach nicht so gut lösen können, egal, wie ausgeruht sie an die jeweilige Herausforderung herangegangen sind.

An der auf Seite 38 abgebildeten Uhr können Sie sich fürs Erste orientieren. Allerdings ist die innere Uhr sehr individuell. Daher empfehlen wir, dass Sie über den Tag verteilt Ihre Leistungshochs und -tiefs intensiver überwachen. Anhand der Ergebnisse können Sie selbst überlegen, wann welche Aufgabe zu Ihrem Rhythmus passt. Sie werden auch Ihre produktiven und unproduktiven Phasen am Tag sehr genau »beziffern« können.

Kleiner Tipp: Das Mittagstief, das bei einigen von uns stärker und bei anderen schwächer ausfällt, kann durch eine Schlafpause am besten überbrückt werden. Wissenschaftliche Studien vor allem aus Japan und Australien zeigen, dass es durch einen wohl dosierten Mittagsschlaf zu mehrstündigen Leistungsverbesserungen in den Bereichen Grundgestimmtheit und kognitive Leistungsfähigkeit kommt. Im Hinblick auf die richtige Schlaflänge bieten sich zwei Varianten an, auf die wir in diesem Buch noch genauer eingehen werden. Sollten Sie keine Gelegenheit haben, sich am Nachmittag schlafen zu legen, dann ist leichte Bewegung eine Alternative, wenn auch nicht so effektiv wie ein Kurzschlaf. Koffeinkonsum kann zwar auch helfen, sollte aus unserer Sicht aber die letzte Wahl sein.

EULEN UND LERCHEN

Vermutlich kennen Sie es aus Ihrem Freundes- und Bekanntenkreis: Die einen springen morgens früh aus den Federn und sind fit wie ein Turnschuh. Die anderen kommen am Morgen nur mit größter Mühe in die Puschen, sind aber spät abends noch produktiv. Seit Jahren unterscheiden Schlafforscher vor allem zwischen diesen beiden Chronotypen, die oft als Lerchen (Frühtypen) und Eulen (Spättypen) bezeichnet werden.

Doch die moderne Schlafforschung zeigt: Die beiden Vogelmetaphern werden der Komplexität der Sache nicht gerecht. Der Variantenreichtum an Schlaf-Wach-Kombinationen ist offenbar größer als bislang vermutet. Mindestens zwei weitere Versionen meinen russische Schlafforscher 2014 bei Experimenten mit Probanden entdeckt zu haben. Demnach gibt es Menschen, die morgens wie abends hellwach und leistungsfähig sind, und solche, die zu beiden Tageszeiten mit einer gewissen Lethargie zu kämpfen haben.

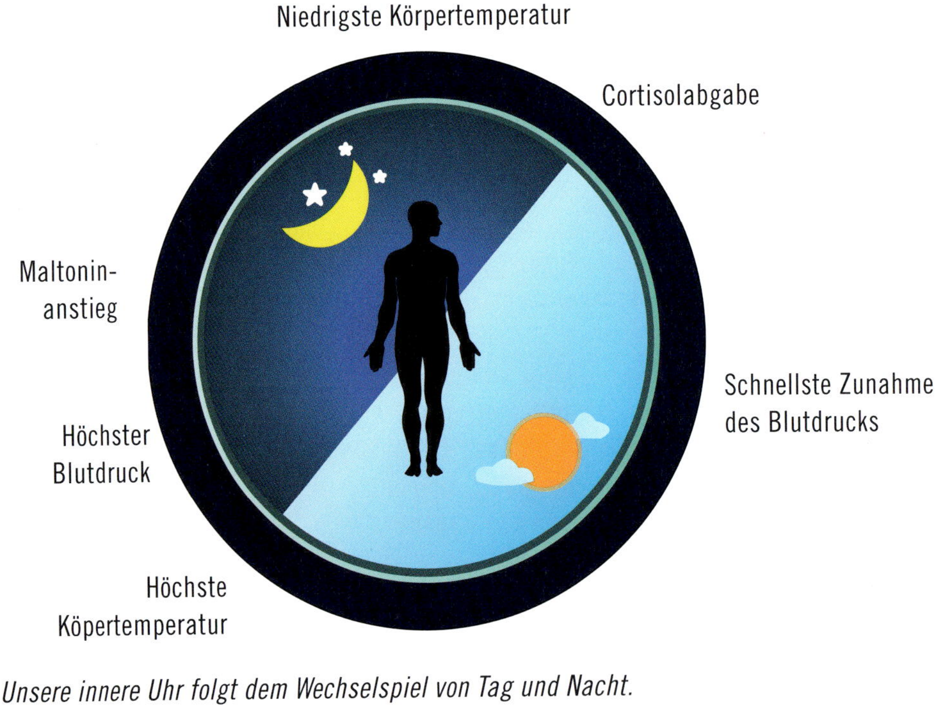

Unsere innere Uhr folgt dem Wechselspiel von Tag und Nacht.

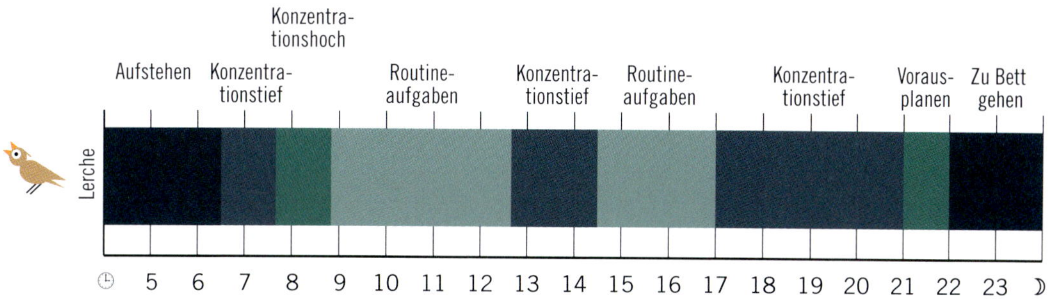

Ein idealer Werktag für Frühtypen (vereinfachte Darstellung)

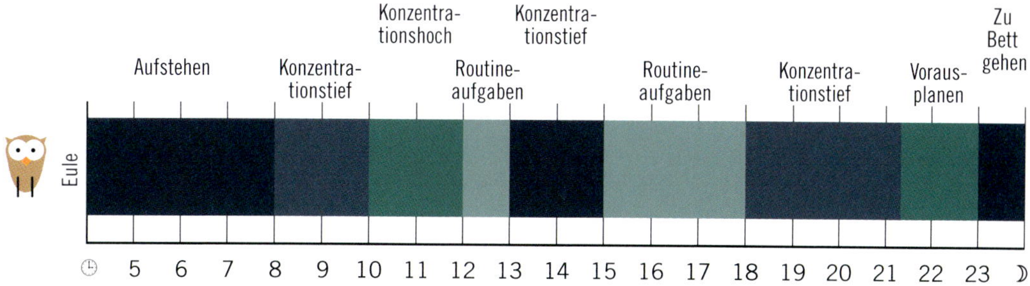

Ein idealer Werktag für Spättypen (vereinfachte Darstellung)

Welcher Chronotyp Sie sind, können Sie sich selbst nicht aussuchen. Ihre Gene entscheiden darüber. Eulen (Spättypen) können sich nicht in Lerchen (Frühtypen) verwandeln und umgekehrt. Selbst wenn Spättypen über einen längeren Zeitraum durch Umstände wie beispielsweise frühen Arbeitsbeginn gezwungen werden, früh aufzustehen, ändert das nichts an ihrer ursprünglichen Veranlagung. Es ist zwar möglich, sich selbst zu konditionieren, aber ein Typwechsel wird dadurch nicht vollzogen. Und glücklich werden Sie eher, wenn Sie nach Ihrem Chronotyp leben.

Wir raten Ihnen daher ausdrücklich, die sozialen und beruflichen Rahmenbedingungen an Ihren Chronotypen anzupassen – und nicht andersherum. Das ist nicht immer leicht, das ist uns klar, aber es lohnt sich! Machen Sie beispielsweise von Gleitzeitregelungen am Arbeitsplatz Gebrauch oder sagen Sie Abendtermine ab, wenn sie Ihnen zu spät sind. Falls Sie sich zu den Eulen (Spättypen) zählen, können Ihnen lichttechnische Maßnahmen helfen, um mit dem frühen Aufstehen besser klarzukommen, zum Beispiel morgendliche Lichtexposition mit hoher Farbtemperatur und ausreichender Beleuchtungsstärke, das heißt sehr helles, blaues Licht.

WELCHER CHRONOTYP SIND SIE: EULE ODER LERCHE?

Punkte

1. Wenn es nur nach Ihrem eigenen Wohlbefinden ginge und Sie Ihren Tag völlig frei einteilen könnten, wann würden Sie dann aufstehen?

5 Punkte	4 Punkte	3 Punkte	2 Punkte	1 Punkt
5:00 6:00	7:00	8:00 9:00	10:00 11:00	12:00

2. Wie müde fühlen Sie sich morgens in der ersten halben Stunde nach dem Aufwachen?
   - Sehr müde (1 Punkt)
   - Ziemlich müde (2 Punkte)
   - Ziemlich frisch (3 Punkte)
   - Sehr frisch (4 Punkte)

3. Um wie viel Uhr werden Sie abends müde und haben das Bedürfnis, schlafen zu gehen?

5 Punkte	4 Punkte	3 Punkte	2 Punkte	1 Punkt
20:00 21:00	22:00	23:00 24:00	1:00	2:00 3:00

4. Zu welcher Tageszeit fühlen Sie sich Ihrer Meinung nach am besten?

1 Punkt	5 Punkte	4 Punkte	3 Punkte	2 Punkte	1 Punkt
0 1 2 3 4 5	6 7 8	9 10	11 12 13 14 15 16 17	18 19 20 21 22	23 24

5. Man spricht bei Menschen von Morgen- und Abendtypen. Zu welchem der folgenden Typen zählen Sie sich?
   - Eindeutig Morgentyp (6 Punkte)
   - Eher Morgen- als Abendtyp (4 Punkte)
   - Eher Abend- als Morgentyp (2 Punkte)
   - Eindeutig Abendtyp (0 Punkte)

Gesamtpunktzahl: ______________

Auswertung:

4–7 Punkte: Sie sind eindeutig eine Eule
Einschlafzeit: 2:00–3:00
Aufwachzeit: 10:00–11:30

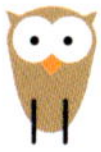

8–10 Punkte: Sie sind eher eine Eule
Einschlafzeit: 00:45–2:00
Aufwachzeit: 8:30–10:00

11–16 Punkte: Sie gehören zum normalen Schlaftyp
Einschlafzeit: 22:49–00:45
Aufwachzeit: 6:30–8:30

17–19 Punkte: Sie sind eher eine Lerche
Einschlafzeit: 21:30–22:45
Aufwachzeit: 5:00–6:30

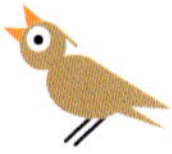

20–25 Punkte: Sie sind eindeutig eine Lerche
Einschlafzeit: 21:00–21:30
Aufwachzeit: 4:00–5:00

JETLAG

Was genau ist Jetlag? Und was können Sie dagegen unternehmen? Der Jetlag ist eine vorübergehende Störung des Gleichlaufs zwischen unserer inneren Uhr und der aktuellen Zeitzone, in der Sie sich gerade befinden. Es handelt sich dabei nicht um eine Krankheit, auch wenn wir es in extremen Fällen als solche empfinden. Zudem verschwindet der lästige Jetlag nach Abschluss der Resynchronisation, also dann, wenn wieder alles im Takt läuft, ohne Spuren zu hinterlassen. Sogenannte transmeridiane Flüge lösen den Jetlag aus: Das sind Flüge in östliche oder westliche Richtung, bei denen mehrere Zeitzonen überquert werden. Nord-Süd-Flüge in der gleichen Zeitzone führen dagegen nicht zu Jetlag, egal wie groß die dabei zurückgelegte Distanz ist.

Ein Jetlag kann schon bei einer Zeitdifferenz von ein bis zwei Stunden zwischen Start- und Zielort beginnen. Je mehr Zeitzonen überschritten werden, desto stärkere Auswirkungen des Jetlags lassen sich beobachten.

Ob ein Jetlag auftritt und wie stark dieser ausfällt, hängt von diesen Faktoren ab:

- **Zeitsystem der Umgebung:** Je größer der Zeitunterschied zwischen Start und Ziel ist, desto stärker ist der Jetlag.
- **Flugrichtung:** Flüge in östlicher Richtung machen uns mehr zu schaffen als in Richtung Westen. Ostflüge in eine Zone mit Zeitunterschied von acht bis zehn Stunden sorgen für die stärkste Desynchronisation.
- **Reisegeschwindigkeit:** Ein Zeitunterschied von sechzig bis neunzig Minuten pro Tag kann meist ausgeglichen werden. Ein Jetlag tritt nur bei schnelleren Reisegeschwindigkeiten beispielsweise mit dem Flugzeug auf.
- **Individuelle Faktoren:** Wie schnell wir den Jetlag »abschütteln«, hängt auch damit zusammen, wie rasch sich unsere innere Uhr mit der Umgebung synchronisiert. Das ist von Mensch zu Mensch verschieden.

Ein Jetlag kann sich auf unterschiedliche Art und Weise bemerkbar machen. Am häufigsten jedoch sind folgende Symptome zu beobachten:

- Gestörtes Allgemeinbefinden, negative Gestimmtheit
- Übermäßige Abgeschlagenheit und Schläfrigkeit
- Verminderte Leistungsfähigkeit
- Vermehrter Harndrang in der Nacht
- Appetitlosigkeit und Verstopfung
- Ungewöhnliche tageszeitliche Schwankungen der Müdigkeit und des Schlafbedürfnisses, der Leistungsfähigkeit und des Befindens beziehungsweise der Stimmung

Die stärksten Schlafstörungen treten meist in der zweiten Nacht nach der Ankunft am Zielort auf, da in der ersten Nacht der Schlaf durch den Schlafentzug während der Reise noch recht tief ist.

Unsere innere Uhr hat einen großen Einfluss auf eine Vielzahl von Körperfunktionen wie die Körpertemperatur und den Hormonhaushalt. Die Rhythmen dieser verschiedenen Körperfunktionen passen sich nicht gleichmäßig, sondern in unterschiedlichem Tempo an die neue Umgebung an. Vor allem bei Vielfliegern kann dies problematisch sein, da ihnen oft die Zeit fehlt, bis sich alle Körperfunktionen vollständig angepasst haben.

Die Anpassung unseres Organismus lässt sich durch gewisse Faktoren – sogenannte Zeitgeber – aktiv beeinflussen. Hierzu zählen beispielsweise helles Licht, körperliche und geistige Aktivität, soziale Kontakte und Mahlzeiten-Timing.

SOZIALER JETLAG

Was wie eine Modeerkrankung klingt, ist ein Phänomen, das Schlafforschern und Medizinern schon seit mehr als einem Jahrzehnt bekannt ist. Wie auch beim normalen Jetlag wird der Organismus gezwungen, zwischen zwei Zeitzonen hin- und herzuswitchen: Die eine Zeitzone wird durch die Arbeit und die sozialen Verpflichtungen vorgegeben, die andere durch unser internes Timing-System – den zirkadianen Rhythmus. Je größer die Differenz zwischen den beiden Zeitzonen ist, desto gefährlicher wird es für den Organismus. Das systematische Ankämpfen gegen die individuell genetisch vorgegebenen Schlaf-Wach-Phasen setzt einen Teufelskreis in Gang. Die Hormone spielen verrückt, was dauerhaft zu Gewichtszunahme, verminderter geistiger und körperlicher Leistungsfähigkeit sowie chronischen Erkrankungen führen kann.

Die hormonelle Regulierung ist der Schlüssel zur Synchronisation der Körperuhr. Diese wird durch bestimmte äußere Umgebungsfaktoren beeinflusst. Beispiele hierfür sind der Hell-Dunkel-Zyklus von Tag und Nacht. Im Detail passiert beim sozialen Jetlag Folgendes: Wenn der Zeitunterschied auftritt, werden die verschiedenen Hormonspiegel (wie zum Beispiel Cortisol, Schilddrüsenhormone und andere) nicht mehr mit der Umgebung synchronisiert.

In einer aktuellen Studie fanden Forscher der Universität Arizona heraus, dass der soziale Jetlag ursächlich für Herzkrankheiten, Depressionen und andere Probleme ist. Die Forscher untersuchten fast 1000 Erwachsene im Alter von 22 bis 60 Jahren an Wochentagen und am Wochenende, um ihre Schlafdauer und Schlafqualität zu ermitteln. Sie fragten auch nach Schlafstörungen und ihrer allgemeinen Gesundheit.[4]

Der soziale Jetlag tritt zumeist als Folge eines veränderten Schlafverhaltens während der Werktage auf, verursacht durch ein spätes Zubettgehen, was den zirkadianen Rhythmus extrem behindert. Dabei geschieht ähnliches wie beim klassischen Jetlag: Dieser impliziert eine Störung in zwei getrennten, aber verwandten Neuronengruppen im Gehirn. Diese Neuronen sind Teil einer Struktur, die als suprachiasmatischer Kern (SCN) bezeichnet wird. Der SCN befindet sich unterhalb des Hypothalamus an der Basis des Gehirns. Eine dieser Neuronengruppen ist mit Tiefschlaf und den Folgen körperlicher Erschöpfung verbunden. Die andere Gruppe steuert den Traumzustand des paradoxen Schlafens (REM-Schlaf). Die Gruppe der Neuronen, die am paradoxen Schlaf beteiligt sind, findet es schwieriger, sich an den neuen Zyklus anzupassen, und die beiden Gruppen geraten aus dem Gleichgewicht.

Beim klassischen Jetlag sorgt das Sonnen- beziehungsweise Tageslicht nach einem gewissen Zeitraum für eine Neujustierung der inneren Uhr. Beim sozialen Jetlag fällt dieser Taktgeber weg. Diese unnatürliche Zeitenverschiebung kann auf Dauer zu einer gefährlichen chronischen Erkrankung werden und gerade unsere körperliche und geistige Leistungsfähigkeit mindern.

DIE FASZINIERENDE WELT DES SCHLAFS

Wissenschaftler haben eine revolutionäre neue Methode entdeckt, die Sie länger leben lässt. Sie verbessert Ihr Gedächtnis und macht Sie kreativer. Sie hält Sie schlank und verhindert Heißhungerattacken. Sie schützt Sie vor Krebs und Demenz, bewahrt Sie vor Erkältungen, senkt das Risiko von Herzinfarkt, Schlaganfall und Diabetes. Sie werden sogar glücklicher – sind Sie interessiert?

Der Schlaf zählt zu den kostbarsten Frischzellenkuren, weil er das kostet, was keiner mehr hat – Zeit. In der Ruhephase repariert sich der Körper durch die Ausschüttung von Wachstumshormonen und Bildung neuer Immunzellen selbst. Durch die Stimulierung des Parasympathikus entspannt sich die Muskulatur – der Tonus wird verringert, Herzfrequenz und Blutdruck sinken.

IM SCHLAF ZU SPITZENLEISTUNGEN

Gerade Sportler wissen, wie wichtig guter Schlaf ist. So reisen viele Spitzensportler mit eigenem Bettzeug – sprich Decke und Kissen. Bei den dreiwöchigen Rundfahrten im Radsport wie der Tour de France haben einige Teams sogar sogenannte *Matress Men* dabei, die jeden Tag aufs Neue in den Hotelzimmern die Matratzen gegen individuell mitgebrachte austauschen. Auch werden die Zimmer hermetisch abgedunkelt und in südlichen Regionen extra mobile Klimaanlagen installiert. Der Spitzensport hat längst die Wirkung von qualitativ besserem Schlaf entdeckt. Nicht erst seitdem Fußballsuperstar Christiano Ronaldo einen eigenen Schlafcoach beschäftigt.

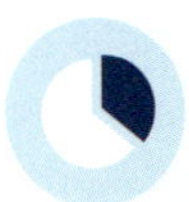

Wir verbringen etwa ein Drittel unserer Lebenszeit – also bis zu 35 Jahre – schlafend.

Während unseres Lebens träumen wir etwa 6 Jahre lang.

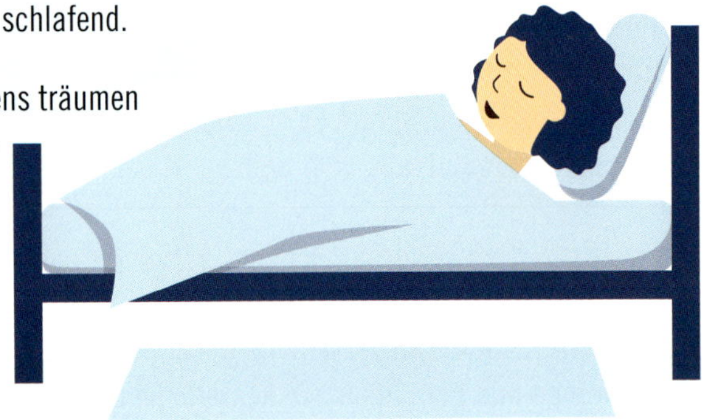

So konnte in Studien mit College-Basketballspielern festgestellt werden, dass ein optimierter Nachtschlaf Reaktionszeit, Sprintzeiten, Präzision, Vitalität und Stimmung verbessert. Die Wissenschaftler folgerten daraus, dass Spitzenleistungen nur dann möglich sind, wenn die allgemeinen Schlafqualität und -gewohnheiten eines Athleten optimal stimmen.

WISSENSWERTES ZUM SCHLAF IN KÜRZE

- Wir verbringen etwa ein Drittel unserer Lebenszeit – also bis zu 35 Jahre – schlafend. Während unseres Lebens träumen wir etwa sechs Jahre lang.
- Im Durchschnitt gehen die Deutschen um 23:04 Uhr ins Bett, brauchen 15 Minuten zum Einschlafen und schlafen 6:59 Stunden.
- Wir schlafen heute in etwa eineinhalb Stunden weniger als noch vor hundert Jahren.
- Koalas sind die Langschläfer unter den Lebewesen. Sie schlafen rund zwanzig Stunden am Tag.
- Delfine und auch Enten haben einen sogenannten Halbseitenschlaf entwickelt. Während eine Hirnhälfte schläft, bleibt die andere wach, um im Ernstfall vor Feinden fliehen zu können. Aktuelle Forschungsergebnisse deuten darauf hin, dass wir Menschen in fremder Umgebung ähnlich reagieren und daher schlechter schlafen.
- 30,1 Prozent der männlichen und 40,7 Prozent der weiblichen Erwerbstätigen in Deutschland klagen laut einer Studie der DAK-Gesundheit über Einschlaf- oder Durchschlafprobleme.
- Der Fußballstar Christiano Ronaldo soll angeblich fünfmal am Tag jeweils neunzig Minuten schlafen. Wir bezweifeln das stark und gehen eher davon aus, dass das ein Marketingtrick ist.
- Wie im Film *Inception* mit Leonardo Di Caprio sind sich manche Menschen im Traum bewusst, dass sie träumen. So können sie Einfluss auf das Traumgeschehen nehmen.
- Wenn wir vom Geräusch des Weckers wach werden, erinnern wir uns seltener an Träume. Der plötzliche Schock lässt uns die Bilder häufig vergessen.

Im Durchschnitt gehen die Deutschen um 23:04 Uhr ins Bett, brauchen 15 Minuten zum Einschlafen und schlafen 6:59 Stunden.

Die durchschnittliche Aufstehzeit liegt bei 6:18 Uhr.

Wir schlafen heute in etwa eineinhalb Stunden weniger als noch vor 100 Jahren.

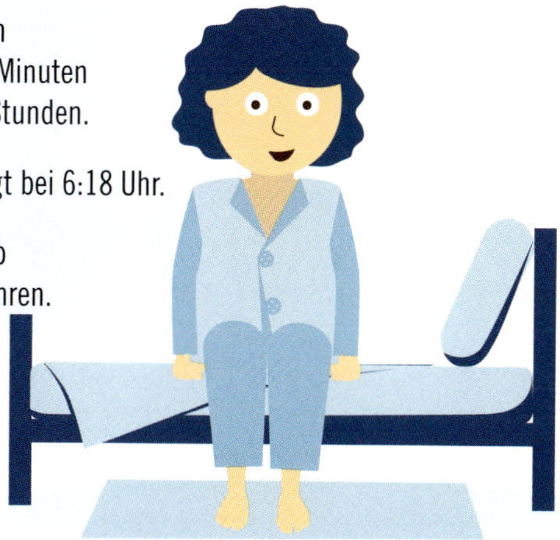

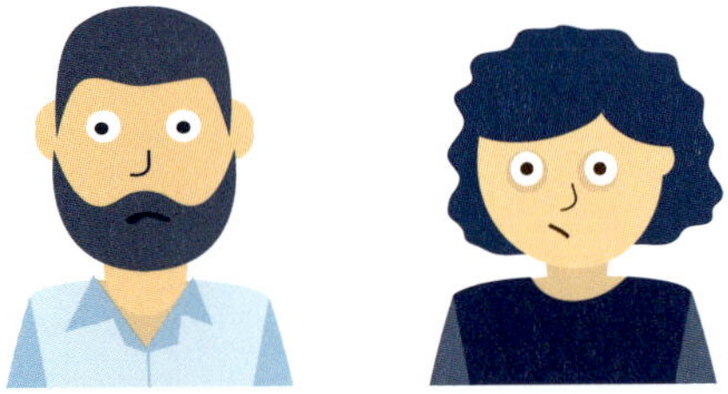

30,1 Prozent der männlichen und 40,7 Prozent der weiblichen Erwerbstätigen in Deutschland klagen laut einer Studie der DAK-Gesundheit über Einschlaf- oder Durchschlafprobleme.

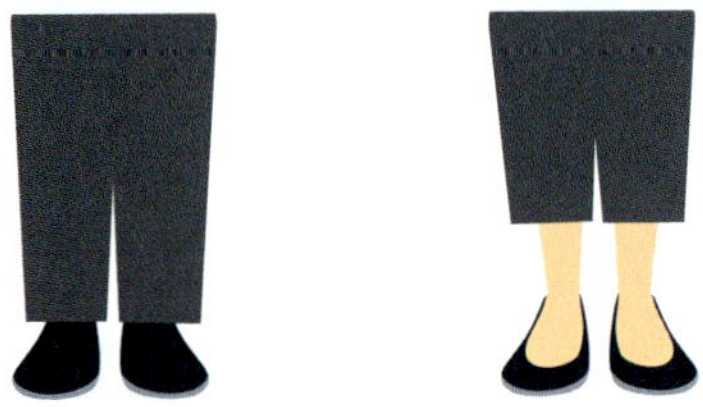

DAS EINSCHLAFEN

Woher weiß unser Körper eigentlich, wann es Zeit zum Einschlafen ist? Gesteuert wird das Einschlafen maßgeblich von dem Hormon Melatonin und dem Abbaustoff Adenosin. Melatonin wird nur bei Dunkelheit produziert, stößt sozusagen den Organismus an, sich für den Schlaf bereit zu machen, und beeinflusst darüber hinaus auch unseren Wärmehaushalt und unser Immunsystem. Tageslicht – und auch das blaue Licht von LED-Bildschirmen bei Handys, Tablets oder Fernsehern – hemmt die Produktion. Die Konzentration im Blut steigt mit Beginn der abendlichen Dunkelheit an und erreicht ihr Maximum in der Mitte der Nacht. Die Melatoninproduktion steht aber auch in starkem Zusammenhang mit der sogenannten habituellen Bettzeit. Sprich: Unser Körper merkt sich, wann wir normalerweise ins Bett gehen, und fährt die Produktion rechtzeitig hoch. Deswegen ist das Einhalten regelmäßiger Schlafenszeiten bei Schlafproblemen auch so wichtig, um den Produktionsablauf nicht zu stören.

Der zweite Körperstoff ist das Adenosin. Dieses macht uns müde und »bettschwer«. Während jeder Minute, die wir wach sind, steigt die Adenosinkonzentration im Gehirn und sorgt dafür, dass wir umso müder werden, je länger wir schon wach sind. Diese über den Tag angestaute Müdigkeit nennt man in der Wissenschaft Schlafdruck.

Wer dies liest, könnte glauben, dass Melatonin und Adenosin einen ähnlichen Job machen. Tatsächlich haben sie aber unterschiedliche Aufgaben. Ihr Zusammenspiel ähnelt dem eines Orchesters: Das Melatonin dirigiert und das Adenosin spielt. Mit Einbruch der Dunkelheit füllt sich allmählich der Konzertsaal. Der Dirigent erkennt dies, wartet auf den richtigen Zeitpunkt und gibt den Musikern das Zeichen, loszulegen. Der Dirigent selbst greift also nicht hörbar ins Geschehen mit ein, sorgt aber für den Einsatz und das harmonische Zusammenspiel der Musiker.

Die zusätzliche Gabe von Melatonin wird oft bei Schlafstörungen verordnet oder vorbeugend bei Reisen über Zeitzonen hinweg genommen, um beispielsweise den Jetlag zu vermeiden. Doch hier stellt sich wie oft bei Supplementierung mit künstlichen Hormonen die Frage, ob die körpereigene Produktion unterdrückt wird.

Bei niedrigen Dosen erscheint dies unwahrscheinlich. Bei Studien, in denen Melatonin in Dosen von 0,5 Milligramm, 2 Milligramm, 5 Milligramm und 50 Milligramm verabreicht wurde, konnten keine signifikanten Effekte auf die endogene – körpereigene – Melatoninproduktion ausgemacht werden.

DIE SCHLAFZYKLEN

Regenerativer Schlaf ist kein linearer Prozess, sondern verläuft in Form von verschiedenen Stadien, die geprägt sind von Veränderungen der Gehirnaktivität, Augenbewegungen, Herzfrequenz, Atemfrequenz, Muskelspannung, Hormonspiegeln und der Körpertemperatur. Als sei das noch nicht komplex genug, wiederholen sich diese Stadien in Form von Zyklen mit einem strikten Ablaufplan.

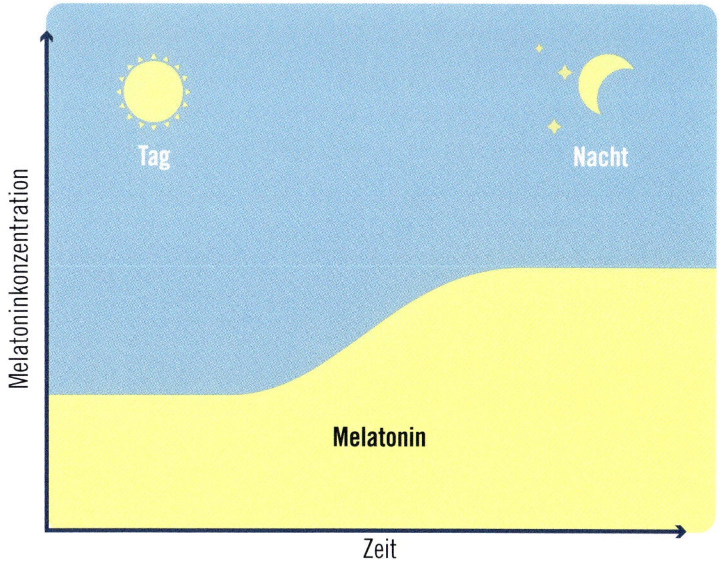

Sobald die Sonne untergeht, wird Melatonin ausgeschüttet (vereinfachte Darstellung).

Wer nachts ungestört durchschläft, durchläuft etwa vier bis fünf sogenannte Schlafzyklen. Ein Schlafzyklus wiederum dauert zwischen 75 und 110 Minuten und ist in mehrere Schlafstadien (REM-Schlaf, Leichtschlaf und Tiefschlaf) unterteilt.

Jeder Schlafzyklus beginnt mit dem Leichtschlaf (Stadium eins/zwei). Hierbei entspannt sich die Muskulatur, die Körpertemperatur sinkt und die Wahrnehmung der Umgebung schwindet. In den Stadien eins und zwei reduzieren sich Atmung und Puls. Schließlich fällt der Mensch in den Tiefschlaf. In diesem dritten Stadium verarbeitet das Gehirn das Gelernte und Erlebte des zurückliegenden Tages. Zudem öffnet sich auch das »Abwassersystem« des Gehirns, sodass der »geistige Müll«, der sich tagsüber angestaut hat, abtransportiert werden kann. Dazu gibt es im Gehirn analog zum lymphatischen System das glymphatische System. Diese Detox-Funktion läuft dann besonders gut ab, wenn Atmung und Puls sich synchronisieren (in einem Verhältnis von 1:4) – 15 Atemzügen und 60 Herzschläge pro Minute. Dabei schrumpfen unsere Gehirnzellen um bis zu 60 Prozent, damit die »Abwasserkanäle« freie Bahn haben.[5]

Während dieses Tiefschlafs spielt sich auch die körperliche Regeneration ab, für Athleten die so wichtige und nötige anabole Phase. Das wichtige Wachstumshormon (HGH) wird ausgeschüttet, welches uns schneller, kräftiger und ausdauernder werden lässt.

Im Anschluss an dieses Stadium folgt der REM-Schlaf. Der Name lässt sich darauf zurückführen, dass sich hier die Augen unter den Lidern deutlich sichtbar bewegen, weil man hier besonders intensiv träumt (REM engl. für *Rapid Eye Movement* – schnelle Augenbewegung). In dieser zirka fünf bis 20 Minuten dauernden REM-Schlafphase ist die Muskulatur gelähmt. Das verhindert, dass geträumte Bewegungen tatsächlich ausgeführt werden. Im weiteren Verlauf der Nacht – also den noch folgenden Schlafzyklen – werden die REM-Phasen länger und die Tiefschlafstadien kürzer. Über den Leichtschlaf schließlich gelangt der Mensch in den Morgenstunden wieder zurück in den Wachzustand – sofern der Wecker ihn nicht schon vorher aus einer der anderen Schlafphasen herausreißt.

LESEN AM TABLET VERSUS BUCH

Laut einer Studie aus dem Jahr 2015 unterdrückt das Lesen auf dem Tablet die Melatoninfreisetzung im Vergleich zum Lesen eines Buches deutlich.[6] Beim Lesen auf dem Tablet verschob sich der höchste Spiegel des Melatonins auf die frühen Morgenstunden und nicht wie regulär auf die Zeit vor Mitternacht. Die Tablet-Leser hatten außerdem signifikant weniger REM-Schlaf als die Buchleser.

Bei einem unter Schlafstörungen leidenden Menschen läuft Entscheidendes verkehrt: Er erreicht häufig gar keine Tiefschlafphase mehr (Stadien 3 und 4). Doch genau der Tiefschlaf ist besonders wichtig für die Regeneration. Daher fühlt er sich im Tagesverlauf auch häufig erschöpft. Durch das ständige und unnatürliche Erwachen muss sich der Körper quasi immer wieder neu in den Schlaf kämpfen. Auch das zehrt an den Kräften.

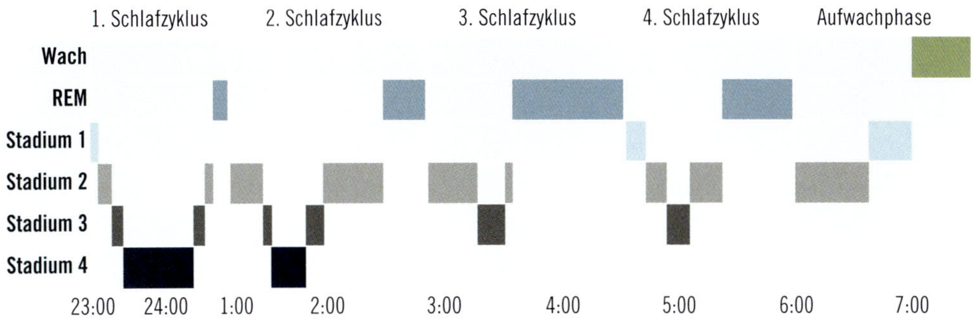

Die Schlafphasen bei gesundem Schlaf (die Uhrzeiten sind nur beispielhaft)

TIMING

Besonders wichtig ist das Timing der Schlafphasen, denn nur wenn unsere innere Uhr im Einklang mit unserem Alltag ist, kann die Regeneration abgeschlossen werden, bevor unser Wecker klingelt.

Wie in der obigen Abbildung der Schlafzyklen zu sehen, ist der Tiefschlaf zu Beginn der Nacht am längsten und wird dann im Verlauf der weiteren Zyklen immer kürzer und kann in der letzten Schlafphase sogar komplett fehlen. Dies ermöglicht einen frischen Start in den neuen Tag.

Vermutlich haben Sie schon einmal irgendwo gelesen, dass der Schlaf vor Mitternacht besonders wichtig sei – das stimmt so aber nicht. Tatsächlich sind die ersten vier bis fünf Stunden des Schlafes – unabhängig vom Zeitpunkt des Einschlafens – am wichtigsten, da es in dieser Zeit zu den meisten Tiefschlafphasen kommt. Und der Tiefschlaf ist für die Regeneration unseres Körpers ganz entscheidend. Wenn Sie also erst um ein Uhr nachts ins Bett gehen, ist der Schlaf bis fünf Uhr besonders wichtig. Wer jedoch schon um 20 Uhr schlafen geht (wie zum Beispiel Bäcker), für den ist der Schlaf vor Mitternacht tatsächlich von besonderer Bedeutung.

DAS AUFWACHEN

Was passiert nun, wenn wir schließlich aufwachen? Während der Nacht werden Melatonin und Adenosin vom Körper abgebaut. Dadurch verringert sich auch mit jeder Minute, die wir schlafen, der Schlafdruck. Mit Tagesanbruch und zunehmender Helligkeit werden unsere Gehirn- und Körperfunktionen langsam wieder hochgefahren – dem zirkadianen Rhythmus folgend. An dem Punkt, an dem dieser Prozess stärker wird als der noch verbleibende Schlafdruck, wachen wir von allein auf. Zurück zum bereits erwähnten Beispiel mit dem Konzert: Während wir schlafen, zeigen der Dirigent wie auch die Musiker vollen Einsatz, verausgaben sich richtig. Und zwar so weit, bis das Konzert abgebrochen werden muss – wir wachen auf!

Vorsicht Falle! Die Snooze-Funktion

Der Segen der Technik kann auch ein Fluch sein – ein Beispiel ist die Snooze-Funktion Ihres Smartphones. Das wiederholte Benutzen der Snooze-Taste führt dazu, dass sich das Aufwachen immer weiter verzögert. Wenn der Schlaf ständig unterbrochen wird, ist er weniger erholsam. Zudem kann es bei langem Snoozen passieren, dass man erneut in eine Tiefschlafphase rutscht, aus der man beim nächsten Klingeln herausgerissen wird und sich erst recht erschöpft fühlt.

Es gibt tatsächlich wenig wissenschaftlich erwiesene Vorteile, die das Betätigen der Schlummerfunktion mit sich bringt: Der häufige Gebrauch der Snooze-Taste kann dabei helfen, sich besser an seine Träume zu erinnern. Auch die Wahrscheinlichkeit des Vorkommens sogenannter Klartäume steigt. Dabei handelt es sich um Träume, in denen man weiß, dass man träumt.

Die Nachteile des Snoozens überwiegen dagegen deutlich:

- Das wiederholte Benutzen der Snooze-Taste führt dazu, dass sich das Aufwachen immer weiter verzögert und der Schlaf mehrfach unterbrochen wird. Dieser sogenannte fragmentierte Schlaf ist deutlich weniger erholsam.
- Wenn der Schlaf durch das wiederholte Betätigen der Schlummertaste oberflächlicher wird, steigt die Körpertemperatur. Dadurch werden Stresshormone wie etwa Cortisol ausgeschüttet. Cortisol gibt uns unter anderem die nötige Energie, um aufzustehen und den Tag zu beginnen. Stehen Sie aber – aufgrund des Snoozens – jeden Tag zu einer anderen Uhrzeit auf, kann Ihr Körper keinen Rhythmus entwickeln. Ihr Hormonhaushalt ist deshalb nie wirklich auf das Aufwachen vorbereitet, wenn der Wecker klingelt. Das führt dazu, dass Sie sich erschöpft fühlen.
- Das Betätigen der Snooze-Taste kann dazu führen, dass Ihr Körper nach dem erneuten Einschlafen eine weitere Tiefschlafphase beginnt. Wenn dann der Wecker das nächste Mal klingelt, ist der Körper nicht vorbereitet und wird in eine Art Schock versetzt, weshalb Sie sich beim Aufwachen ausgelaugt und noch schlechter als vorher fühlen.

TRICKSEN SIE DEN WECKER AUS!

Stehen Sie stets direkt beim ersten Weckerklingeln auf und verlassen Sie konsequent das Bett. Was Ihnen zu Beginn womöglich noch schwerfällt, wird jeden Tag leichter!

Wenn Sie bisher Zeit zum Snoozen hatten, haben Sie nun Zeit, länger zu schlafen. Stellen Sie den Wecker doch direkt auf die Zeit, zu der Sie spätestens aus dem Bett müssen. Das ist zwar einfacher gesagt als getan, aber durch die wegfallenden Schlafunterbrechungen und den insgesamt längeren Schlaf profitieren Sie gleich doppelt.

Gönnen Sie sich lieber gleich einige Minuten mehr Schlaf und gewöhnen Sie sich das Snoozen nach und nach ab. Ihr Organismus wird es Ihnen danken. Sollten Sie aber morgens partout nicht aus dem Bett kommen, dann kann das auch an einer deutlich zu frühen Aufstehzeit liegen, die nicht zu Ihrem Chronotyp passt. Auch ein Lichtwecker kann eine sinnvolle Anschaffung sein, da Sie auf diese Weise etwas natürlicher geweckt werden.

Sie erkennen selbst: Die Schlummertaste ist der sprichwörtliche Wolf im Schafspelz. Sie lockt mit weiterem Schlaf und scheinbar einem Plus an Erholung. In Wirklichkeit schadet Snoozen aber mehr, als dass es uns nutzt.

DIE SCHLAFDAUER

Napoleon Bonaparte und Albert Einstein werden gerne zu Extremschläfern stilisiert: Angeblich schloss Napoleon pro Nacht maximal vier Stunden die Augen, Albert Einstein zwölf. Wer nun das größere Genie war, können Sie selbst beurteilen. Wir wissen nur: Die optimale Schlaflänge bemisst sich nach dem eigenen individuellen Empfinden und der genetischen Veranlagung. Den »Napoleons« unter uns reichen tatsächlich fünf bis sechs Stunden, solange die Schlafqualität hoch ist und die physische sowie psychische Erholung im Verlauf der kurzen Nacht abgeschlossen ist. Am anderen Ende des Spektrums benötigen die »Einsteins« manchmal mehr als zehn Stunden.

Auch Lebensalter, Geschlecht, Jahreszeit und Gesundheitszustand können die Schlafdauer beeinflussen. Und natürlich soziale Faktoren. Doch gerade hier werden Sie mithilfe der Tipps in diesem Buch einiges positiv verändern können.

Altersgruppe	Schlafbedarf
Neugeborenes Baby (0–3 Monate)	14–17 Stunden
Baby (4–11 Monate)	12–15 Stunden
Kleinkind (1–2 Jahre)	11–14 Stunden
Kindergartenkind (3–5 Jahre)	10–13 Stunden
Schulkind (6–13 Jahre)	9–11 Stunden
Teenager (14–17 Jahre)	8–10 Stunden
Junger Erwachsener (18–25 Jahre)	7–9 Stunden
Mittleres Alter (26–64 Jahre)	7–9 Stunden
Senior (65+ Jahre)	7–8 Stunden

Der tatsächliche Schlafbedarf ist altersabhängig.

SCHLAFSTÖRUNGEN

Klar, jeder Mensch schläft hin und wieder einmal schlecht. Dahinter muss nicht immer eine Erkrankung stecken. Wenn Sie aber über lange Zeit von schlechtem Schlaf geplagt sind, leiden Sie möglicherweise unter einer ernsten, vielleicht sogar behandlungsbedürftigen Schlafstörung. In der Schlafmedizin unterscheidet man unterschiedliche Hauptgruppen von Schlafstörungen. Auf die bekanntesten gehen wir im Folgenden ein.

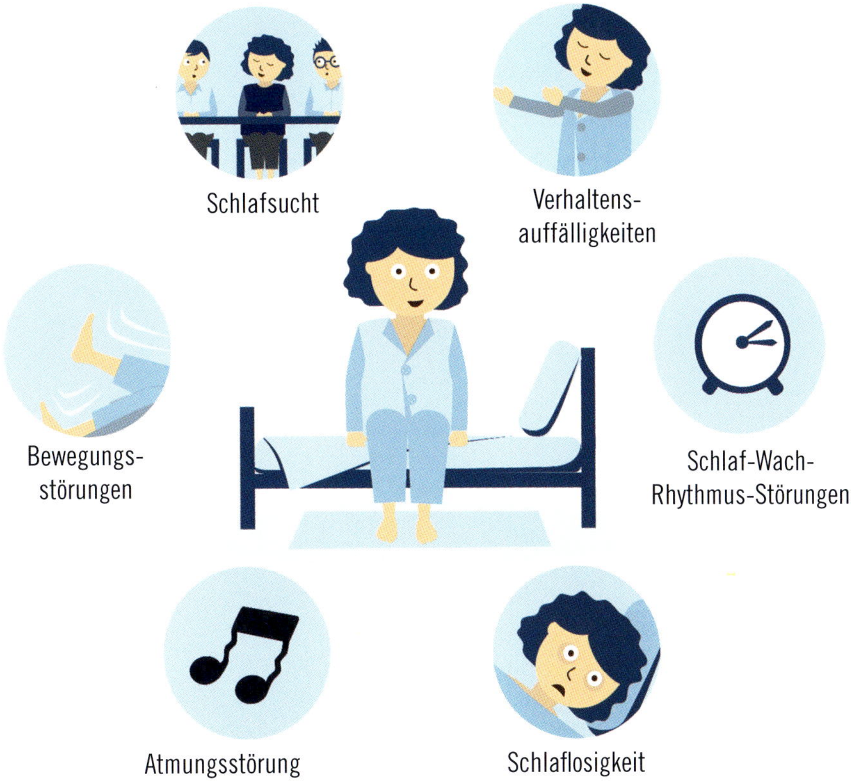

Schlafprobleme können ganz unterschiedliche Ursachen haben.

Schlaflosigkeit

Die Schlaflosigkeit, auch Insomnie genannt, ist die am meisten verbreitete Schlafstörung. In den westlichen Industriestaaten leiden etwa zehn Prozent aller Menschen an chronischer, also fortdauernder Insomnie. Wer unter Insomnie leidet, kämpft mit verschiedenen Problemen. Dazu zählen eine reduzierte Lebensqualität und eine eingeschränkte Funktionsfähigkeit im privaten und beruflichen Umfeld. Außerdem ist Insomnie gekennzeichnet durch eine erhöhte Tagesmüdigkeit, kognitive Einschränkungen und Stimmungsschwankungen.

Einschlafstörung

Laut Definition leiden Sie unter einer Einschlafstörung, wenn Sie einen Monat lang mindestens dreimal pro Woche 30 Minuten oder länger zum Einschlafen benötigen. Aber selbst, wenn dies nicht so häufig bei Ihnen der Fall ist, können Einschlafprobleme vorliegen, die wir durch Coaching gemeinsam in den Griff bekommen können. Die Gründe für Einschlafprobleme können ganz unterschiedlich sein. Manchmal sind es äußere Faktoren, die das Einschlafen erschweren wie ungünstige Lichtverhältnisse im Schlafzimmer. Diese lassen sich meist leicht aus der Welt schaffen. Oftmals sind es aber Sorgen und Probleme, die uns nicht zur Ruhe kommen lassen. Sind wir erst einmal im Gedankenkarussell gefangen, kommen wir dort nur noch schwer raus. Aber auch hierfür gibt es Kniffe.

In jedem Fall sollten Sie jeglichen Medienkonsum direkt vor dem Schlafengehen vermeiden. Wir wissen natürlich, dass das im Zeitalter von Netflix, Facebook und Co. gar nicht so einfach ist. Doch Medienkonsum ist meist emotional aufreibend. Zudem hemmt das blaue Lichtspektrum moderner LED-Bildschirme die Produktion des Schlafhormons Melatonin, das unserem Körper das Signal zum Einschlafen gibt.

Eine Insomnie besteht, wenn

- Einschlafstörungen, Durchschlafstörungen, Ausschlafstörungen oder eine schlechte Schlafqualität vorliegen,
- die entsprechende Schlafstörung mindestens dreimal pro Woche über einen Zeitraum von einem Monat auftritt,
- mehr als eine halbe Stunde bis zum Einschlafen vergeht,
- nach nächtlichem Aufwachen mehr als eine halbe Stunde vergeht, bis Sie wieder einschlafen können,
- sich die unzureichende Schlafdauer oder Schlafqualität störend auf Leistungsfähigkeit und Alltagsaktivitäten auswirken,
- Sie viel über Ihre Schlafstörung nachdenken und sich Sorgen über deren negative Konsequenzen machen.

Gehen Sie erst ins Bett, wenn Sie wirklich müde sind. Klingt banal, ist aber nicht selbstverständlich, gerade bei Paaren oder Eltern mit kleinen Kindern. Häufig gehen wir zu Bett, weil es laut Uhr, Smartphone oder gesellschaftlichen Konventionen »Schlafenszeit« ist. Wenn wir dann noch nicht wirklich müde sind, liegen wir eher wach und kommen oft unweigerlich ins Grübeln.

Durchschlafstörung

Auch die Gründe für Durchschlafprobleme können sehr vielschichtig sein. Manchmal sind es komplexe Ursachen, manchmal leicht erklärbare Dinge, die sich schnell verändern lassen. Dazu zählt beispielsweise der nächtliche Harndrang, der sich vor allem dadurch reduzieren lässt, dass Sie in den letzten eineinhalb Stunden vor dem Schlafengehen nichts mehr trinken und kurz vor dem Schlummern Ihre Blase noch einmal komplett leeren. Allerdings sollten Sie über den Tag verteilt unbedingt ausreichend trinken (mindestens 1,5 Liter).

Wie bei den Einschlafproblemen sind Durchschlafstörungen häufig mit Sorgen und Problemen im Alltag verknüpft. Wir müssen es daher schaffen, Sorgen erst gar nicht mit uns herumzutragen und schon gar nicht mit ins Bett zu nehmen. Hier bieten sich verschiedene Techniken an, auf die wir später eingehen. Bei Durchschlafstörungen spielt die sogenannte Stimuluskontrolle eine besonders wichtige Rolle. Denn wach im Bett zu liegen und sich darüber zu ärgern, nicht durchschlafen zu können, lässt Sie erst recht nicht wieder einschlafen.

Erholsamer Schlaf ist für Wohlbefinden und Leistungsfähigkeit ganz entscheidend. Zu einem erholsamen Schlaf gehört es aber nicht nur, abends zügig einschlafen zu können, sondern auch bis zur gewünschten Aufstehzeit durchzuschlafen. Ist dies nicht der Fall, kann es sein, dass Sie unter einer Ausschlafstörung leiden. Diese liegt vor, wenn Sie über die Dauer von einem Monat mindestens dreimal pro Woche deutlich vor Ihrer geplanten Aufstehzeit aufwachen und nicht wieder einschlafen können.

Folgende fünf Tipps, die eng mit der Stimuluskontrolle zusammenhängen, können Ihnen bei einer Durchschlafstörung helfen:

1. Bewahren Sie Ruhe und bauen Sie keinen Druck auf.
2. Wenn Sie 15 Minuten wach gelegen sind, sollten Sie das Bett und das Schlafzimmer verlassen.
3. Beschäftigen Sie sich möglichst im Dunkeln oder gedimmten Licht mit beruhigenden und eher monotonen Aktivitäten (wie lesen, stricken, puzzeln oder ausmalen). Wenn Sie wieder müde sind, gehen Sie zurück ins Bett. Sollten Sie dann immer noch nicht schlafen können, verlassen Sie das Bett und das Schlafzimmer erneut.
4. Schauen Sie nachts nie auf die Uhr oder auf Ihr Smartphone. Uhrzeit und neue Nachrichten interessieren uns nachts nicht!
5. Vermeiden Sie nachts unbedingt helles Licht, denn das macht wach. Diese Regel gilt auch für den Gang zur Toilette. Damit Sie jedoch nicht stürzen, kann ein Bewegungsmelder helfen. Dessen Licht ist in der Regel optimal, da es gedimmt ist. Ist dies keine Option, dann kann – auch wenn es vielleicht etwas seltsam klingt – eine Sonnenbrille den wachmachenden Lichtreiz schwächen.

Ausschlafstörung

Wenn Sie unter einer Ausschlafstörung leiden, können Ihnen folgende fünf Tipps helfen:

1. Gehen Sie nicht zu früh ins Bett, sofern es Ihr Beruf erlaubt. Lieber von Mitternacht bis sechs Uhr durchschlafen als von 21 Uhr bis vier Uhr mit anschließendem Wachliegen. Dieses Motto sollten Sie verinnerlichen.
2. Wie auch bei einer Durchschlafstörung sollte Sie die Uhrzeit in der Nacht nicht interessieren. Einer der Hauptgründe für eine Ausschlafstörung ist die Angst, zu verschlafen. Diese ist aber unberechtigt. Vertrauen Sie Ihrem Wecker oder Smartphone. Diese wecken verlässlich, sofern Akkus und Batterien aufgeladen sind.

3. Im Bett sollten Sie grundsätzlich nicht grübeln. Falls Sie doch einmal nachts oder früh morgens über unerledigte Arbeitsaufgaben oder private Probleme nachdenken, dann immer möglichst »problemlösend« und nie »sorgenvoll«.
4. Stift und Papier neben Ihrem Bett können Ihnen helfen, einen nächtlichen Gedanken festzuhalten, um sich ihm im Tagesverlauf zu widmen.
5. Elektronische Geräte haben in Ihrem Schlafzimmer grundsätzlich nichts zu suchen. Als Wecker darf Ihr Smartphone natürlich fungieren. Dann aber bitte immer im Flugmodus, denn schon leichte Vibrationen können unseren Schlaf stören. Und wecken wird Sie Ihr Smartphone auch im Flugmodus.

Die Schlaf-Wach-Rhythmus-Störungen

Unser gesamter Tag inklusive der Nacht unterliegt dem sogenannten zirkadianen Rhythmus. Doch was passiert, wenn dieser Schlaf-Wach-Rhythmus dauerhaft gestört wird? Wenn Gewohnheiten, soziale Aktivitäten oder unsere Arbeit den vom Körper natürlicherweise bevorzugten Rhythmus verschieben? Dann können Leistungsfähigkeit und Wohlbefinden stark beeinträchtigt werden.

Symptome einer solchen Störung können unter anderem Schlaflosigkeit (Insomnie), unfreiwilliges Einschlafen oder Schlafsucht (Hypersomnie) sein. Die Betroffenen verspüren häufig einen gewissen Leidensdruck, da sie an sozialen Aktivitäten nicht mehr so teilnehmen können, wie sie es gerne würden.

Formen zirkadianer Schlaf-Wach-Rhythmus-Störungen sind:

- **Verzögerte Schlafphase:** Die Betroffenen gehen erst zwischen ein und sechs Uhr ins Bett und schlafen bis zum späten Vormittag oder Nachmittag. In der Regel wünschen sie sich eine frühere Schlafphase. Häufig treten Depressionen zusammen mit dieser Störung auf.
- **Vorverlagerte Schlafphase:** Hier schlafen die Betroffenen schon zwischen 18 und 21 Uhr ein und sind auch früh wieder wach. In den meisten Fällen ist das schwer mit dem Sozialleben zu vereinbaren. Auch hier sind Depressionen oft begleitend.
- **Irregulärer Schlaf-Wach-Rhythmus:** Hier sind die Schlafzeiten unvorhersehbar über den Tag verteilt. Die Menge an Schlaf ist dabei insgesamt jedoch normal.
- **Freilaufender Rhythmus:** Die Betroffenen haben einen Rhythmus, der viel länger ist als 24 Stunden: Sie gehen täglich ein bis zwei Stunden später zu Bett als am Vortag, sodass nach zwei Wochen der Tag zur Nacht wird. Dies tritt häufig bei blinden Menschen auf.
- **Jetlag:** Diese sehr kurzlebige Schlafstörung kennen viele. Ein Jetlag äußert sich in Tagesmüdigkeit, Ein- und Durchschlafschwierigkeiten und manchmal auch Magen-Darm-Problemen nach dem Überfliegen von Zeitzonen. Nach etwa zwei Tagen passt sich die innere Uhr meist an die neue Ortszeit an. In schweren Fällen hat man länger damit zu ringen.

- **Schichtarbeitersyndrom:** Hier werden die Probleme durch Arbeitszeiten ausgelöst und bewirken eine Mischung aus Ein- und Durchschlafproblemen, Tagesschläfrigkeit, Magen-Darm-Beschwerden und verminderter Leistungsfähigkeit.
- **Störungen durch Drogen, Medikamente oder Substanzen:** Vor allem Medikamente gegen Schizophrenie, Demenz und Zwangsstörungen können den Schlaf-Wach-Rhythmus stören. Dies gilt auch für Drogen – insbesondere solche mit langanhaltender und stark aufputschender Wirkung wie Ecstasy.

So bauen Sie einen stabilen Rhythmus auf

Feste Bettgeh- und Aufstehzeiten können helfen, einen stabilen Rhythmus aufzubauen. Wenn dies nicht möglich ist, kann Lichttherapie, auch bekannt als Lichtdusche, helfen. Dabei werden Sie hellem Licht ausgesetzt, was einem starken Wachmacher gleichkommt. »Duschen« Sie am Abend mit hellem Licht, kann dies den Rhythmus beziehungsweise die Einschlafzeit nach hinten verschieben. Morgens eingesetzt, kann es dazu beitragen, dass Sie zum gewünschten Zeitpunkt wach und leistungsfähig werden.

Auch mit Medikamenten (wie Hypnotika oder Melatonin) wird versucht, aus dem Takt geratene Patienten zu unterstützen. Bei Schichtarbeit können diese Medikamente tatsächlich helfen. Sie lösen aber das eigentliche Problem nicht. Eine Verhaltensänderung wäre – sofern möglich – die gesündere Wahl. Auch wenn dies im Extremfall einen Berufswechsel zur Folge hätte.

WEITERE SCHLAFTIPPS

- Halten Sie größtmögliche Regelmäßigkeit im Hinblick auf die Schlafzeiten ein und versuchen Sie, jeden Tag zur gleichen Zeit (plus/minus eine Viertelstunde) ins Bett zu gehen beziehungsweise aufzustehen.
- Nehmen Sie unregelmäßige Bettgehzeiten nur dann in Kauf, wenn es gar nicht anders geht, also zum Beispiel, wenn es der Dienstplan nicht anders zulässt.
- Schildern Sie einem Facharzt das Problem. Möglicherweise können geeignete Medikamente helfen, zurück in den Rhythmus zu finden.

SCHLAF UND STOFFWECHSEL

Forscher der Mayo Clinic in den USA kommen zu dem Schluss, dass es einen Zusammenhang zwischen Schlafstörungen und negativen Stoffwechselveränderungen gibt. Bei Erwachsenen scheinen vor allem kurze Nächte mit nur vier Stunden Schlaf pro Nacht sowohl den Stoffwechsel herunterzufahren als auch den Hunger und Appetit zu erhöhen – insbesondere kann Heißhunger auf kalorien- und kohlenhydratreiche Nahrungsmittel ausgelöst werden. Eine der möglichen Erklärungen: Eine kurze Schlafdauer beeinflusst die das Hunger- und Sättigungsgefühl regulierenden Hormone negativ, vor allem die Botenstoffe Ghrelin und Leptin. Ein weiterer Aspekt könnte sein, dass Schlafmangel zu einer Müdigkeit und Trägheit führt, die die Motivation für körperliche Aktivität killt.

Abgesehen vom Melatonin, das Sie bereits kennengelernt haben, werden noch eine Reihe anderer Hormone während unseres Schlafs ausgeschüttet. Ein sehr bekanntes Hormon ist das sogenannte Somatotropin, das auch als Wachstumshormon bezeichnet wird. Es wird in der Hypophyse (Hirnanhangsdrüse) produziert. Die Konzentration des Somatotropins steigt nach dem Einschlafen an und erreicht ihren Höhepunkt in den Tiefschlafphasen. Der Tiefschlaf hat also eine besondere Bedeutung für Sportler und Kinder. Es existieren natürlich noch weitere Hormone, die unsere Stoffwechselfunktionen zu jeder Tages- und Nachtzeit steuern. Sehen Sie uns bitte nach, dass wir an dieser Stelle nur auf das für die Regeneration wichtige Somatotropin eingehen.

Ausreichender und qualitativ guter Schlaf ist das A und O für die Zellregeneration in unserem ganzen Körper. Unzureichender Schlaf führt zu einer mangelhaften Ausschüttung regenerationsfördernder Hormone, was wiederum die Folge hat, dass unser Körper am Folgetag nicht mehr maximal leistungsfähig ist.

Des Weiteren sind Schlaf und psychisches Wohlbefinden eng miteinander verknüpft. Sind wir unausgeschlafen, reagieren wir schnell gereizt und können uns schlechter konzentrieren. Auch unsere Psyche kann langfristig darunter leiden. Schlafstörungen gehen häufig mit psychischen Erkrankungen wie Depressionen einher.

Augenscheinlich ruht unser Körper in der Nacht. Aber dem ist nicht so. Organsysteme und Muskulatur werden repariert, das Immunsystem gestärkt. Im Schlaf befreit sich der Körper von schädlichen Stoffwechselprodukten. Und es werden viele weitere Prozesse in Gang gesetzt, die dafür sorgen, dass wir unsere alltäglichen Herausforderungen meistern können.

Passen Sie sich Ihrem Chronotypen an

Wir raten Ihnen ausdrücklich, die sozialen und beruflichen Rahmenbedingungen an Ihren Chronotypen anzupassen – und nicht anders herum. Falls Sie sich zu den Eulen (Spättypen) zählen, kann Ihnen entsprechende Beleuchtung helfen, um mit dem frühen Aufstehen besser klarzukommen. Das kann morgendliche Lichtexposition mit hoher Farbtemperatur und ausreichender Beleuchtungsstärke wie zum Beispiel helles, blaues Licht sein.

Im Idealfall tickt Ihre chronobiologische Uhr absolut synchron mit Ihrer täglichen Routine. Die einzige Möglichkeit, dies zu erreichen, besteht darin, einen regelmäßigen Schlafplan einzuhalten. Das bedeutet, jeden Abend zur selben Zeit ins Bett zu gehen und jeden Tag, sieben Tage die Woche, zur gleichen Zeit aufzuwachen.

DAS WICHTIGSTE FÜR IHREN SCHLAF IN KÜRZE

- Ein kurzes Auf- beziehungsweise Erwachen in der Nacht ist üblich. Nur wenn Sie häufig wachliegen und sich dessen bewusst sind, ist das ein Indiz für eine Schlafstörung.
- Für die physische wie psychische Regeneration ist vor allem der Tiefschlaf wichtig, der in den ersten vier bis fünf Stunden stattfindet.
- Die Gedächtniskonsolidierung erfolgt im Tiefschlaf und im REM-Schlaf. Es werden Erinnerungen und Lernmuster verfestigt. Motorische Fähigkeiten und deklaratives und prozedurales Wissen werden abgespeichert, sodass das Gehirn beim nächsten Mal darauf zurückgreifen kann.
- Von gesundem Schlaf sprechen wir, wenn sich die vier genannten Schlafstadien regelmäßig wiederholen, ohne dass Sie dabei länger wachliegen.

SCHLAF UND LICHT

Licht beeinflusst unser Schlaf- und Wachverhalten stark. So stimuliert Licht am frühen Morgen Körper und Geist, fördert das Gefühl von Wachheit und setzt Energie frei. Gleiches gilt aber auch für die Nacht und kann zu einem ernsten Problem führen, wenn der gesunde, reichliche und erfrischende Schlaf gestört wird. So kann eine nicht komplett dunkle Umgebung während der Nacht zu anhaltendem und verzögertem Aufwachen führen.

Licht als modernes Schlafproblem

Jahrhundertelang mussten die Menschen nicht nach Dunkelheit suchen. Erst die flächendeckende Einführung der Elektrizität im 20. Jahrhundert veränderte unser Verhältnis zu Licht und Dunkelheit grundlegend und stellte den Schlaf vor ernste Herausforderungen. Künstliches Licht, billig und allgegenwärtig, führt oft zu Schlafstörungen, ohne dass sich viele Menschen dessen schädlichen Auswirkungen bewusst sind. Der weit verbreitete Einsatz digitaler Technologien und das von all diesen Geräten und Monitoren ausgestrahlte Licht hat zu einer weiteren, sehr störenden Herausforderung für den Schlaf geführt.

SCHLAF UND LÄRM

Egal, ob Sie einen empfindlichen leichten Schlaf haben oder wie ein Stein schlafen – Geräusche und Klänge können Ihre Erholung und Ihre Gesundheit beeinträchtigen. Es ist leicht, die Bedeutung von Sinnesreizen während der Ruhe zu vergessen, da es den Anschein macht, als würde der Schlaf die Außenwelt gänzlich ausblenden.

Wenn Sie jedoch einmal nachdenken, können Sie sich wahrscheinlich an einen Moment erinnern, in dem Sie ein plötzliches Geräusch geweckt oder eine laute Umgebung das Einschlafen erschwert hat. Tatsächlich haben Temperatur, Geruch, Licht, körperliches Wohlbefinden und Geräusche laut jüngster Forschung das Potenzial, den Schlaf zu beeinflussen.

Geräusche können den Schlaf auch unterstützen

Klänge scheinen positive wie negative Einflüsse zu haben, entscheidend sind die Art, der Geräuschpegel sowie die persönlichen Vorlieben. Zum Beispiel kann ein leises Hintergrundgeräusch lauten Autoverkehr dimmen, während das Schnarchen eines Partners zu unruhigen Nächten führen kann.

Geräusche, die Sie tagsüber im Hintergrund wahrnehmen, können Sie nachts aus dem Schlaf reißen, insbesondere wenn diese plötzlich auftreten. Selbst wenn Sie nicht vollständig aufwachen, können diese ihre Tiefschlaf- oder REM-Phase unterbrechen und Ihren Schlafzyklus stark beeinflussen.

Ein in der Fachzeitschrift *Noise & Health* veröffentlichter Forschungsbericht lässt Rückschlüsse darauf zu, dass es einen Zusammenhang zwischen nächtlicher Belastung durch Umgebungsgeräusche und Herz-Kreislauf-Erkrankungen gibt. Die Studie sagt aus, dass selbst geringe Geräusche Schlafstörungen verursachen, die die Gesundheit beeinträchtigen können.[7]

Umgebungsgeräusche durch Straßen-, Bahn- und Flugverkehr sowie Windkraftanlagen werden zunehmend ein großes wichtiges Thema für die Weltgesundheitsorganisation. So legen Forschungen in Europa nahe, dass Lärmstörungen echte gesundheitliche Probleme verursachen können. Die WHO schätzt, dass Westeuropäer aufgrund von Verkehrslärm eine Million Jahre gesundes Leben verlieren. Schon Geräusche von bis zu 30 Dezibel können die Ruhe beeinträchtigen. Zum Vergleich: Autoverkehr erzeugt 70 Dezibel, eine U- beziehungsweise Straßenbahn 90 Dezibel und ein startendes Flugzeug 100 Dezibel.

Gemäß den WHO-Richtlinien für Nachtlärm beeinflussen folgende Geräuschpegel den Schlaf:[8]

Lautstärke	Geräusche	Auswirkung auf den Schlaf
Unter 30 Dezibel	Normales Atmen mit einem sanften Flüstern, Ticken einer Uhr, eine ruhige Bibliothek, eine ruhige ländliche Gegend	Für die meisten Menschen haben diese Geräusche wenige oder gar keine Auswirkungen auf den Schlaf.
30 bis 40 Dezibel	Flüstern in einem ruhigen Zimmer oder einem Büro, ein Vogelruf, eine ruhige Wohngegend	Diese Geräusche bergen Potenzial zum Aufwachen, für Körperbewegungen und Schlafstörungen. Kinder, ältere und kranke Menschen sind besonders anfällig.

Lautstärke	Geräusche	Auswirkung auf den Schlaf
40 bis 55 Dezibel	Ein ruhiger Raum mit moderater Gesprächslautstärke, ein Kühlschrank oder eine Klimaanlage	Auswirkungen auf die Gesundheit wurden beobachtet. Geräusche auf diesem Niveau beeinträchtigen schon das Gros der Menschen.
Über 55 Dezibel	Normale Konversation, Hintergrundmusik, Waschmaschine	Wird als gefährlich für die öffentliche Gesundheit angesehen und erhöht die Gefahr von Schlafstörungen. Einige Hinweise auf ein erhöhtes Risiko für Herz-Kreislauf-Erkrankungen sind gegeben.

Die Intensität und der Schweregrad, bei dem sich der Lärm auf den Schlaf auswirkt, sind jedoch individuell und manche Menschen sind empfindlicher als andere. Eine Studie zeigt, dass sogenannte Gehirnwellen mitverantwortlich sind, wie der Einzelne den Lärm toleriert.[9]

Mit der Zeit können wir uns auch an Geräusche in unserer Umgebung gewöhnen, was deren Wirkung verringert. Eine Studie zeigte, dass Menschen an den Tagen nach nächtlicher Geräuschbelastung weniger kortikale Erregungen (Gehirnwellenveränderungen) hatten.[10] Das Gehirn hatte sich also den Geräuschen angepasst, eine Anpassung des Herz-Kreislauf-Systems blieb jedoch aus.

Obwohl ein Großteil der Forschung darauf abzielt, die schädlichen Nebeneffekte von Geräuschen zu erforschen, können sie gezielt eingesetzt auch den Schlaf positiv beeinflussen. Geräusche wie leises Rauschen können zum Beispiel einen unruhigen Geräuschpegel abschwächen und einen gleichmäßigen Background für eine ruhigere Erholung bieten.

SCHLAFMITTEL UND MEDIKAMENTE

Bei Einschlaf-, Durchschlaf- oder Ausschlafstörungen suchen viele Betroffene mithilfe von Schlafmitteln und Medikamenten nach Linderung. Deren regelmäßiger Gebrauch kann jedoch schnell gefährlich werden. Wichtig zu wissen ist, dass Schlafmittel zunächst einmal nur die akuten Symptome bekämpfen, nicht aber die Ursache des Problems beheben. Es ist also sinnvoller, sich auf Spurensuche zu begeben. Ob Alkoholkonsum, eine Depression oder eine schlechte Schlafroutine – die Ursachen für eine Insomnie lassen sich in der Regel finden.

Bevor Sie wegen Schlafstörungen zur Tablette greifen, sollten Sie unbedingt alle anderen Optionen ausschöpfen. Eine gute Schlafhygiene und ausreichend Bewegung sind die ersten Punkte, die Sie umsetzen sollten. Entspannungsübungen oder verhaltenstherapeutische Techniken sind ebenfalls wirksame Methoden.

Sollten all diese Hilfen keine Linderung oder Verbesserung der Schlafqualität nach sich ziehen, dürfen Sie auf Schlafmittel zurückgreifen, aber bitte stets unter Aufsicht eines Arztes, der sich damit auskennt. Generell sollten pflanzliche Präparate präferiert werden. Pflanzliche Mittel wie Baldrian, Melisse, Passionsblume und Hopfen sind ohne Rezept zu kaufen. Der Beweis einer tatsächlich schlaffördernden Wirkung muss jedoch bei einigen dieser Präparate erst noch erbracht werden. Bisher konnte nur für Baldrian ein Effekt bei regelmäßiger Einnahme über mehrere Wochen verlässlich nachgewiesen werden. Womöglich kann der Placebo-Effekt jedoch auch bei den anderen Mitteln das Einschlafen schon ab der ersten Anwendung erleichtern.

Verschreibungspflichtige Medikamente wie Benzodiazepine und die sogenannten Z-Substanzen sind häufig die erste Wahl, wenn es um synthetische Schlafmittel geht. Sie unterstützen meist die Wirkung des Neurotransmitters GABA (Gamma-Amino-Buttersäure), der die Gehirnaktivität hemmt und so den Körper auf den Schlaf vorbereitet. Da es unter diesen synthetischen Mitteln auch echte Chemie-Keulen gibt, deren Konsum alles andere als harmlos ist, raten wir Ihnen davon ab, solche Stoffe ohne ärztliche Anweisung beziehungsweise medizinische Indikation einzunehmen.

Auch eine im Labor hergestellte, synthetische Version des Schlafhormons Melatonin kann vom Arzt verschrieben werden, um das Durchschlafen zu unterstützen. Allerdings ist bei künstlich hergestelltem und extern zugeführtem Melatonin der wissenschaftliche Wirksamkeitsnachweis noch nicht vollständig erbracht.

Schlafmittel können wie Alkohol auch schnell zu körperlicher und psychischer Abhängigkeit führen. Die Nerven gewöhnen sich an die Unterstützung, was dazu führt, dass die körpereigene Schlafeinleitung nicht mehr ausreicht. Betroffene meinen dann, ohne Tabletten nicht mehr einschlafen zu können. Das Absetzen kann schlimme Entzugserscheinungen auslösen, die von Kopfschmerzen bis zu Tremor (unwillkürliches Muskelzucken) und krampfartigen Anfällen reichen. Außerdem kommt es zu einer drastischen Veränderung des Schlafmusters, weil synthetische Mittel den Tiefschlaf und den REM-Schlaf reduzieren. Beides brauchen wir jedoch, um am Morgen erholt zu sein. Auf REM-Schlafentzug reagieren viele Menschen mit Angstzuständen und Müdigkeit. Der in der nächsten Nacht nachgeholte REM-Schlaf (auch als REM-Rebound bezeichnet) kann zu schweren Albträumen führen. Weitere Nebenwirkungen sind sehr unterschiedlich. Sie reichen von Übelkeit über chronische Vergiftung bis hin zu emotionaler Abstumpfung.

TIPPS UND ALTERNATIVEN ZU SCHLAFMITTELN

- Aussichtsreicher als nur die Symptome mit Schlafmitteln zu bekämpfen, ist es, an der Ursache der Schlafstörung anzusetzen.
- Vor Einnahme von Schlafmitteln sollten Sie immer ärztlichen oder therapeutischen Rat in Anspruch nehmen.
- Nehmen Sie Schlafmittel nur im Notfall und idealerweise nicht länger als zwei Wochen ein.
- Sobald sich das Gefühl einstellt, etwas Gutes für sich zu tun und auf sich zu achten, wirkt sich das positiv auf das Wohlbefinden aus. Das funktioniert auch ohne Wirkstoffe, zum Beispiel mit einem Bad, einem Spaziergang, Musik oder einem Hörbuch.
- Eine Aromatherapie mit qualitativ hochwertigem ätherischem Lavendelöl kann dazu beitragen, Ihre Schlafqualität zu verbessern. Verwenden Sie dazu eine Duftlampe oder ein Aromatherapiegerät nachmittags oder abends. In Studien wurden 30 Minuten als eine wirksame Exposition (in einem gut belüfteten Raum) festgestellt. Synthetisch hergestellte beziehungsweise naturidentische Aromen, wie sie in günstigen Duftkerzen verwendet werden, erzeugen leider nicht die gewünschten Effekte. Zudem bringen diese ein erhöhtes Allergierisiko mit sich.

Mehr als eine Million Menschen sind in Deutschland von Schlaf- und Beruhigungsmitteln abhängig. Falls Sie erkennen, dass Ihr Schlafmittelkonsum überhandnimmt beziehungsweise Sie eine leichte Abhängigkeit verspüren, wenden Sie sich an Ihren Arzt. Dieser kann Ihnen bei der Suche nach geeigneten Therapien helfen. Umfassende Beratung bieten auch Suchtberatungsstellen an. Diese sind staatlich finanziert – wer sich an sie wendet, muss nichts bezahlen.

Schlafstörungen durch Medikamenteneinnahme

Manche Medikamente haben als unerwünschte Nebeneffekte leider Schlafstörungen. Die gängigsten Medikamente nach Anwendungsgebiet sind:

Anwendungsgebiet	Medikament(e)
Atemwegserkrankungen (zum Beispiel Asthma, chronische Bronchitis und Lungenemphysem)	Glucocorticoide oder Theophyllin. Diese können wie Stimulanzien wirken.
Blutdruck	Betablocker können schlechte Träume hervorrufen. Alpha-2-Rezeptoragonisten (wie Clonidin, Moxonidin) können den REM-Schlaf stören.
Schmerzen	Schmerzmittel (Acetylsalicylsäure oder andere nicht-steroidale Antirheumatika) behindern den Schlaf, weil sie bei manchen Patienten Sodbrennen auslösen können.
Depressionen	Desipramin kann Erregungszustände, Schlaflosigkeit und Verwirrtheit hervorrufen.

ERNÄHRUNG UND REGENERATION

Wenn Sie Ihre Ernährung optimal auf Ihren Alltag und Ihre sportliche Aktivität abstimmen, können Sie besser regenerieren und viel schneller Erfolge erzielen als diejenigen, die einfach essen und trinken, worauf sie gerade Lust haben. Daher ist Ihre Ernährung zusammen mit Ihrem Schlaf der wichtigste Faktor der Erholung. Eine ausgewogene und strategisch ausgerichtete Ernährungsweise ist wahrscheinlich noch einmal komplexer und vielleicht sogar auch komplizierter als das Thema Schlaf. Unsere Ernährung ist heutzutage sehr stark emotional und philosophisch geprägt. Und durch die unterschiedlichen Vorlieben und Bedürfnisse ist es unmöglich, allgemeingültige Ernährungsempfehlungen auszusprechen oder Tipps und Tricks zu geben, die bei jedem funktionieren.

Daher wollen wir uns auf einzelne Prinzipien beschränken und Best Practices präsentieren, die es Wert sein könnten, sie einmal an sich selbst auszuprobieren. Wir gehen dabei nach dem R3-Prinzip vor:

- **Rehydrate:** Die durch den Schweiß verloren gegangene Flüssigkeit auffüllen und die damit verbundenen Mineralstoffe wieder ersetzen.
- **Refuel:** Die im Training zur Energiegewinnung geleerten Energiespeicher (Glykogen) in der Muskulatur wieder mit Kohlenhydraten auffüllen.
- **Repair:** Die durch die Belastung verletzten beziehungsweise angegriffenen Muskelfasern durch die Aufnahme von Proteinen und eine gesteigerte Proteinsynthese reparieren und neu aufbauen, damit sie beim nächsten Mal den Anforderungen besser gewachsen sind. Dies nennen wir Adaption.

REHYDRATE – FLÜSSIGKEIT

Wenn über Regeneration und Ernährung gesprochen wird, dann ist man ganz schnell bei Kohlenhydraten und Proteinen. *Carbs* sollen dafür sorgen, dass die Glykogenspeicher in der Muskulatur und Leber schnell wieder aufgefüllt werden. Das frisch aufgenommene Eiweiß beziehungsweise Protein soll die durch die Belastung geschädigten Muskelfasern reparieren und im Idealfall gleich noch stärker machen.

Doch viel wichtiger als die beiden Baustoffe ist Flüssigkeit, sprich: Wasser. Denn zu wenig Flüssigkeit schon während des Sports stresst den Körper ungemein, lässt ihn überhitzen und bringt den Kreislauf und das Zusammenspiel der Organe ganz schön aus dem Gleichgewicht. Werden jetzt auch noch mit dem Schweiß zu viele Mineralstoffe, allen voran Natrium, ausgeschieden, sind Leistungslimitierungen die erste Folge. Nicht zu vergessen: Gut fließendes und geschmeidiges Blut sorgt für eine perfekte Nährstoffversorgung der Muskeln und Organe und dem Abtransport von Abfallprodukten – auch nach dem Sport.

Während Sie an normalen Tagen durch das Atmen, das leichte Schwitzen und das typische Entleeren der Blase schon 1,6 bis zwei Liter verlieren, ändert sich das während des Sports und bei extrem hohen Außentemperaturen drastisch. Hier kommen Sie durchschnittlich schon auf mehr als einen Liter pro Stunde, im Extremfall auch auf dreieinhalb Liter pro Stunde.

Herrscht richtig Ebbe im Körper, erbringt Ihr Organismus weniger Leistung und läuft gerade im Sommer Gefahr zu überhitzen. Ein Flüssigkeitsmangel von mehr als zwei bis drei Prozent des Körpergewichts kann vor allem bei heißen Temperaturen die physische und mentale Leistungsfähigkeit im Sport schon um mehr als zehn Prozent verringern. Ihr Herz-Kreislauf-System kämpft mit der Thermoregulation Ihres Körpers. Ein Indiz dafür ist eine erhöhte Herzfrequenz bei gleicher Leistung. Um der Überhitzung gegenzusteuern und um uns herunterzukühlen, schwitzen wir. Denn wenn der Schweiß durch die Haut dringt und auf Luft trifft, entsteht Verdunstungskälte. Doch leider verlieren wir dadurch noch mehr Flüssigkeit. Insgesamt versucht unser Organismus die Körperflüssigkeit, die Körpertemperatur und den pH-Wert des Blutes homöostatisch zu regulieren.

Diese drei physiologischen Parameter, die sich auch gegenseitig beeinflussen, spielen eine extrem wichtige Rolle für unsere Leistungsfähigkeit, nicht nur während und nach dem Sport, sondern auch in unserem täglichen Leben. Je schneller unser Organismus diese wieder reguliert, desto schneller regenerieren wir.

Wichtig zu verstehen aber ist, dass es nicht das Wasser an sich ist, das Sie nach der Belastung kompensieren sollten. Durch den Schweiß haben Sie auch wichtige Mineralstoffe verloren, oftmals zu sehen an den Salzkrusten auf der Haut oder den Salzrändern auf der Bekleidung. Natrium ist der Mineralstoff, der das verursacht und den Sie am stärksten ausschwitzen. Dieser ist aber gerade für einen ausgeglichenen Flüssigkeitshaushalt am wichtigsten. Denn Natrium bindet Wasser. Wer sowohl während des Sports als auch danach nur pures Wasser trinkt, läuft Gefahr, sich stark gesundheitlich zu schädigen. Wenn wir diesen Natriumverlust nicht ausgleichen, dann scheidet unser Körper das vorher getrunkene Wasser relativ schnell wieder aus und kann es nicht angemessen zur Regulation der Körpertemperatur nutzen.

Reines Wasser sucht sich also schnell wieder einen Weg nach draußen und schwemmt dabei sogar noch weitere wichtige Mineralstoffe mit aus. So grotesk es klingt, aber es sind schon Sportler daran gestorben, dass sie zu viel Wasser getrunken haben. Mediziner nennen das Wasserintoxikation. Wenn zu wenig isotonische Flüssigkeit aufgenommen wird und zu viele Elektrolyte verloren gehen, kann das Hirn anschwellen und es zu schweren Bewusstseinsstörungen kommen. Da das Wasser keine Nährstoffe enthält, kann der Organismus es nicht zur Kühlung nutzen, sondern scheidet es schnell wieder aus und spült auch wichtige Mineralstoffe mit weg.

Daher ist es gerade für Ausdauersportler wichtig, sich über die Flüssigkeitszufuhr mindestens genauso viele Gedanken zu machen wie über die Energiezufuhr. Die Flüssigkeitsmenge, die ersetzt werden sollte, ist natürlich stark davon anhängig, wie viel der Athlet verloren hat. Ein Zuviel ist nie gut. Dies hängt stark von Faktoren wie der Intensität der Aktivität, den Wetterbedingungen, der Körpergröße, der Fitness und der individuellen Akklimatisierung ab.

Da Sie aber auch nach dem Sport weiterhin Flüssigkeit über Urin und durch Nachschwitzen verlieren, sollte nicht nur die verlorene Menge wieder ausgeglichen werden, sondern der Organismus perfekt hydriert werden. Daher sprechen Experten auch davon, die verlorene Menge nach dem Sport mit dem Faktor 1,5 zu multiplizieren und diese Menge aufzunehmen.

Wer wissen will, wie viel er wirklich während einer Trainingseinheit an Flüssigkeit verbraucht – also ausschwitzt –, kann sich jeweils vor und nach dem Training wiegen (nackt, abgetrocknet und mit leerer Blase).

Allerdings sollten Sportler nicht schon dehydriert ins Training starten, denn Flüssigkeitstanks lassen sich genauso wenig wie Glykogenspeicher unter Belastung vollständig auffüllen.

Um gut in den Tag zu starten, sollten Sie als morgendlichen Biohack gleich nach dem Aufstehen und noch vor dem ersten Kaffee des Tages ein Glas (300 Milliliter) zimmerwarmes Wasser mit einer Prise Salz trinken. Wenn Ihnen das nicht schmeckt, können Sie das Wasser mit einem Spritzer frischer Zitrone oder Orange sowie einiger dünner Scheibchen Ingwer oder einigen Minzblättchen aufpeppen. Manch einer unserer Klienten hat daraus schon eine Routine entwickelt und mixt sich als Erstes eine Karaffe mit Minz-Zitronen-Wasser, die er den Vormittag über trinkt. Denn Wasser ist ein Lebenselixier und auch für Nichtsportler eminent wichtig. Oftmals verwechseln wir sogar Hunger mit Durst und es würde genügen, das eine oder andere Glas zu trinken, anstatt etwas zu essen.

REHYDRATE-FORMEL

Trinken sie mindestens 30 bis 35 Milliliter pro Kilogramm Körpergewicht am Tag (Beispiel: Person A wiegt 75 Kilogramm und sollte daher mehr als 2,5 Liter Wasser, ungesüßte Tees oder schwarzen Kaffee trinken). Kontrollieren Sie immer mal wieder die Farbe des Urins. Hellgelb bis klar deutet darauf hin, dass der Flüssigkeitshaushalt im Organismus ausgeglichen ist, je dunkler der Urin ist, desto größer ist das Defizit.

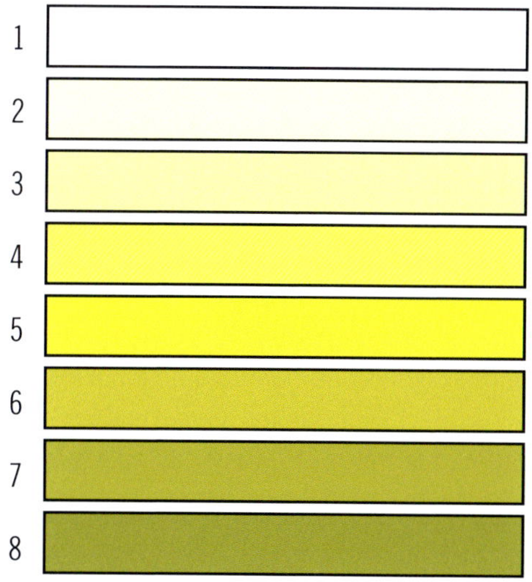

Die Farbe des Urins zeigt Ihren Hydrierungsgrad an: 1–3 = hydriert, 4–6 = mäßig dehydriert, 7 oder dunkler = dehydriert (vereinfachte Darstellung).

Sowohl während des Sports als auch danach ist es wichtig, sinnvolle Getränke zu wählen, die Ihnen auch schmecken. Darunter verstehen wir zum Beispiel Fruchtsaftschorlen mit einer Prise Salz, einen speziellen Iso-Drink oder natriumreiches Mineralwasser. Bei vielen Freizeitsportlern ist nach dem Training der Griff zum Bierglas obligatorisch. Solange es sich um eine alkoholfreie Gerstenkaltschale handelt und Sie dazu etwas Herzhaftes essen, ist dagegen nichts einzuwenden. Enthält das Bier aber Alkohol, verzögert sich die anschließende Regeneration – und die Schlafqualität ebenfalls. Das liegt daran, dass der Organismus Energie darauf verwenden muss, den Alkohol über die Leber abzubauen, was interne Energieressourcen kostet, die an anderer wichtiger Stelle fehlen.

REFUEL – KOHLENHYDRATE

Kohlenhydrate sind der Supertreibstoff für Sportler. Sie geben uns Energie und ermöglichen es uns überhaupt erst, höhere Anstrengungen erbringen zu können – sowohl in Umfang als auch in der Intensität. Unser Organismus kann viel einfacher Energie aus Kohlenhydraten gewinnen als aus Fett. Allerdings sind die Kohlenhydratvorräte im Gegensatz zu unseren Fettdepots deutlich schneller aufgebraucht. In Muskel und Leber lassen sich nach Trainingszustand, Geschlecht und genetischer Disposition gerade mal 500 Gramm (entspricht etwa 2000 Kilokalorien) speichern. Darüber hinaus können die Speicher während des Sports nicht aufgefüllt werden. Alles, was wir in Aktion an *Carbs* essen oder trinken, wird über den Magen-Darm-Trakt direkt ins Blut abgegeben und fließt an die arbeitende Muskulatur.

Da der Tank sich beim Sport also automatisch entleert, ist es umso wichtiger, diesen mit dem wertvollen Treibstoff wieder komplett aufzufüllen. Wenn Sie nach Training und Rennen schnellstmöglich wieder Höchstleistung erbringen wollen, sollten Sie Folgendes wissen: Die Glykogenresyntheserate liegt gerade mal bei fünf Prozent in der Stunde. Anders ausgedrückt: Lediglich $^1/_{20}$ der aufgenommenen Menge kann pro Stunde wieder in Glykogen umgewandelt und in der Muskulatur und Leber gespeichert werden. Aus diesem Grund sollte recht früh, also unmittelbar nach der Belastung, mit der Betankung begonnen werden und gerade in den ersten vier bis sechs Stunden sollten pro Stunde ungefähr ein bis 1,2 Gramm Kohlenhydrate pro Kilogramm Körpergewicht aufgenommen werden. Solange Sie auf die angegebene Menge kommen, ist es egal, welche Kohlenhydratquellen sie nutzen – erlaubt ist das, was schmeckt. Bevor Sie aber jetzt im Supermarkt die Regale mit Süßigkeiten plündern, nehmen sie sich Profiathleten zum Vorbild. Selbst diese erlauben sich eine zuckersüße Völlerei nur in Wettkampfwochen.

Alle anderen, die erst in zwei oder drei Tagen wieder sportlich aktiv sind, müssen nicht gleich riesige Mengen an Nudeln, Brot, Reis oder Kartoffeln während der nächsten Mahlzeiten verschlingen. Ganz ohne Kohlenhydrate nach der Belastung geht es jedoch nicht. Wer glaubt, er täte sich und seiner Figur einen Gefallen, aufs Essen zu verzichten, setzt sein Immunsystem unnötig unter Stress. Da es nach dem Sport auf Hochtouren läuft, um die Belastung zu tolerieren, sollte der Organismus nicht auch noch unter Hunger und Durst leiden. Dieser reagiert in solchen Fällen äußerst empfindlich auf Blutzuckerabfall sowie entleerte Glykogenspeicher. Das berühmte *Open Window*, das sich nach dem Sport öffnet und eine Gefahr für den Organismus darstellt, da hier Krankheitserreger wie Viren und Bakterien leicht Zutritt bekommen, lässt sich mit Kohlenhydraten schließen. Allerdings reichen hier zur Bewaffnung der körpereigenen Abwehr kleine Mengen – und die dürfen auch aus gesunden komplexen blutzuckerspiegelstabilisierenden Kohlenhydraten aus Vollkornprodukten bestehen.

REPAIR – PROTEINE

Eiweiß beziehungsweise Protein ist generell für unseren Organismus lebensnotwendig (zur Erklärung der Begriffe: Eiweiß und Protein werden synonym verwendet). Es stabilisiert unser Immunsystem und unterstützt den Organismus beim Muskelaufbau und unserer körpereigenen Regeneration. Proteine bestehen wiederum aus unterschiedlichen Aminosäuren, die in unserem Organismus mannigfache Aufgaben übernehmen. Gerade Sportler – egal ob sie Ausdauer- oder Kraftdisziplinen bestreiten – benötigen davon eine Extraportion, um den Aufbau und Erhalt von Muskeln zu unterstützen beziehungsweise zu stimulieren und Trainingsanpassungen zu fördern. Da unser Körper Protein im Gegensatz zu Kohlenhydraten und Fetten nicht speichern kann, da es ständig verstoffwechselt wird, sollten Sie bei jeder Mahlzeit eine Portion Eiweiß verzehren.

Proteine sind für die Regeneration und die Reparatur der durch die sportliche Belastung beschädigten Muskeln verantwortlich. Warum überhaupt beschädigt, Sport soll doch gesund sein? Dennoch entstehen bei sportlichen Belastungen oftmals minimale Risse in der Muskelfaser. Diese Mikrorisse, die nicht als klassische Verletzungen angesehen werden, will der Organismus reparieren, damit der Muskel bei der nächsten Kontraktion im Training und Wettkampf noch besser funktioniert.

Um beschädigtes Muskelgewebe nach anstrengendem Training oder nach körperlicher Arbeit zu reparieren, müssen wir unserem Körper regelmäßig hochwertiges Protein zuführen. Dabei liegt die Betonung auf hochwertig. Gute Quellen stellen das Molkenprotein (oftmals Whey genannt), Sojaprotein oder Reisprotein dar. In einer 2016 veröffentlichten Studie wurde untersucht, welche Menge an Molkenprotein für die Regeneration benötigt wird. Die aktuelle Empfehlung der Wissenschaftler lautete, die Proteinzufuhr nach dem Training von den bis dato empfohlenen 25 Gramm auf 40 Gramm zu erhöhen.[11] Dies ist etwas konträr zu den gängigen Empfehlungen der Ernährungswissenschaftler. Normalerweise wird davon ausgegangen, dass der Magen-Darm-Trakt nur etwa 30 Gramm Eiweiß aus der Nahrung pro Mahlzeit herausziehen kann. Im Falle dieser Studie verfolgen die Wissenschaftler jedoch einen praktikablen Ansatz: Es ist besser, 40 Gramm Eiweiß zuzuführen, von denen 30 Gramm bioverfügbar sind, als nur 25 bis 30 Gramm zuzuführen und dann nicht die optimalen Effekte zu erzielen. Gesundheitliche Probleme wie beispielsweise Nierenschäden sollten jedoch ausgeschlossen sein, bevor Sie Ihre Eiweißzufuhr signifikant erhöhen.

Eine höhere Zufuhr kann bei erhöhter Belastung durch Training und Wettkämpfe sowie bei einer Reduzierung der Energiezufuhr durch andere Makronährstoffe wie Kohlenhydrate und Fette ebenfalls durchaus Sinn ergeben. Während früher eine Gesamtproteinzufuhr pro Tag in Gramm pro Kilogramm Körpergewicht vorgeben wurde, empfehlen die Richtlinien des American College of Sports Medicine, diese Menge über den Tag verteilt zu essen und zu trinken.

Neuere Studien zeigen, dass die Muskelproteinsynthese (MPS) – also die Wiederherstellung beziehungsweise Neubildung der durch die Belastung angegriffenen Proteine in den Zellen der Muskulatur – durch zirka zehn Gramm essenzielle Aminosäuren optimiert werden kann, die allerdings in der frühen Erholungsphase, also direkt nach dem Training beziehungsweise Wettkampf, bis zu zwei Stunden danach aufgenommen werden sollten.

Leucin ist eine der drei verzweigtkettigen Aminosäuren und wird manchmal als die wichtigste Aminosäure bezeichnet, da der beliebteste Nutzen von BCAAs (Muskelaufbau) hauptsächlich auf Leucin zurückzuführen ist. Leucin gilt als ein Aktivator der Muskelproteinsynthese. Andere tierische Proteine bestehen dagegen nur zu etwa 40 bis 45 Prozent aus essenziellen Aminosäuren und zu sieben bis acht Prozent aus Leucin. Bei pflanzlichen Proteinen wird es dann noch ungünstiger.

WHEY/MOLKE

Molkenprotein entsteht durch die Filtration, Konzentration und Trocknung von Flüssigmolke, die entweder als Nebenprodukt der Käseherstellung oder direkt aus der Milch gewonnen wird. Der Molkeanteil in der Kuhmilch liegt bei etwa 20 Prozent des Milchproteins. 80 Prozent sind Kasein. Die Trockenmasse der Molke setzt sich zusammen aus 75 Prozent Kohlenhydraten (Laktose), 13 Prozent Protein und 1 Prozent Fett.

Das Molkenprotein (engl. *whey*) ist sehr gut bioverfügbar und hat ein für den Menschen hervorragendes Aminosäureprofil. Es besteht zu 52 Prozent aus essenziellen Aminosäuren und zu 14 Prozent aus Leucin.

Daher ist es eine ideale Basis für einen Recovery-Shake direkt nach der sportlichen Belastung. Aufgrund der Verdauung der verzweigtkettigen Aminosäuren sowie des höheren Anteils der essenziellen Aminosäure Leucin ist Molkenprotein nach momentaner Studienlage anderen Proteinen vorzuziehen. Es gibt kaum einen Unterschied zwischen den beiden gängigsten Verkaufsformen Molkenproteinisolat (enthält 90 Prozent Protein) und Molkenproteinkonzentrat (enthält 80 Prozent Protein). Ein Isolat mit nur etwa 10 Prozent mehr Eiweißanteil ist nur in Ausnahmefällen den oftmals mehr als 20 Prozent höheren Preis wert – beispielsweise, wenn Sie sehr empfindlich auf die im Konzentrat vermehrt enthaltene Laktose reagieren.

Ein hochwertiges Whey-Pulver enthält mindestens 80 Prozent Protein, der Rest sollten Kohlenhydrate und etwas Fett sein.

Die Verzehrempfehlung der nationalen und internationalen Fachgesellschaften beträgt für Protein 0,8 Gramm pro Kilogramm Körpergewicht. Das ist der kleinste gemeinsame Nenner für gesunde Erwachsene mit einer vorwiegend sitzenden Tätigkeit. Diese Menge wird täglich benötigt, um einen Muskelschwund zu verhindern. Der tatsächliche tägliche Bedarf muss jedoch in Abhängigkeit von Genetik, Alter und der Intensität und Frequenz der körperlichen Aktivität bewertet werden.

Für sportlich aktive Menschen geht man aktuell davon aus, dass etwa 1,2 bis 2,1 Gramm pro Kilogramm Körpergewicht erforderlich sind, um eine Leistungssteigerung und eine gute Immunfunktion zu ermöglichen.

Die Aufnahme von Protein nach dem Training oder Wettkampf verbessert die Regeneration und das Wachstum der Muskeln – so viel ist klar. Aber was genau sollten Sportler essen oder trinken? Wenn nach dem Sport Eiweiß zusammen mit Kohlenhydraten aufgenommen wird, verbessert sich der Transport des Proteins zum Muskel hin – mit einer der Gründe, warum in klassischen Recovery-Produkten für Ausdauersportler auch Kohlenhydrate enthalten sind. Zudem sind die Kohlenhydrate natürlich wichtig, um die Glykogenspeicher wieder aufzufüllen. Ebenfalls wichtig ist, dass in der Nahrung alle essenziellen Aminosäuren enthalten sind und das Protein über den

Magen-Darm-Trakt leicht aufgenommen werden kann. Hier sind oftmals die Proteinpulver und Proteinampullen einem klassischen Steak überlegen. An klassischen Lebensmitteln empfehlen sich für eine schnelle Proteinresynthese Milch, Eier sowie Molkeprodukte. Wir empfehlen das Molkeneiweiß als hochwertige Proteinquelle. Molke ist nach der aktuellen Studienlage anderen Proteinquellen überlegen, da deren verzweigtkettige Aminosäuren sich einfach aufnehmen und verdauen lassen und zudem einen hohen Gehalt an Leucin besitzt. Leucin wird wie Valin und Isoleucin aber im Gegensatz zu anderen essenziellen Aminosäuren direkt im Muskel verstoffwechselt und gilt in der Regeneration als der wichtigste Baustoff für den Muskelaufbau.

Diese sogenannten BCAAs werden von unserem Organismus im Übrigen genauso wie Molkenprotein sehr schnell aufgenommen und resorbiert, im Gegensatz zu Casein, das langsamer verdaut und verstoffwechselt wird.

Damit der Organismus aber längerfristig mit Protein versorgt wird, auch zu den Zeiten, in denen wir nichts direkt aufnehmen wie beispielsweise im Schlaf, empfiehlt es sich, beim Abendessen zusätzlich kaseinreiche Lebensmittel zu essen. Unser Organismus benötigt zwar länger für die Verdauung dieser Eiweißart und stellt sie so dem Muskel mit Verspätung zur Verfügung, was aber gerade hier so gewollt ist.

Es stellt sich immer wieder auch die Frage, ob Eiweiß schon während der Belastung hilft, die Regeneration zu beschleunigen oder gar den Muskelabbau sowie Schäden an der Muskulatur zu verhindern. Dies lässt sich bis auf wenige Ausnahmen verneinen. Zum einen lässt sich das aufgenommene Protein oftmals schwer verdauen und kann während intensiver Aktivitäten Magen-Darm-Probleme verursachen. Zum anderen baut der Muskel sich nicht einfach so ab, solange ein wirksamer Trainingsreiz auf ihm lastet. In Ausnahmefällen wie Ultra-Ausdauer-Wettkämpfen oder bestimmtem Trainingssessions, die bewusst in einer Unterversorgung gestartet werden wie Low-Carb- oder Nüchterneinheiten kann die Zufuhr von bestimmten Proteinen wie BCAAs positive Effekte haben, da sich der Organismus hier in einem Notzustand befindet. Wer solche Wettkämpfe oder Trainingseinheiten bestreitet, sollte aber generell im Vorfeld mit einem Ernährungsmediziner oder einem Sportwissenschaftler mit Ernährungsschwerpunkt über die Ernährungsstrategie sprechen.

Falls Sie die klassischen Nahrungsproteinquellen wie Eier, Quark, Milch, Hühnchen- oder Putenfleisch nicht zur Hand haben, können Sie als praktische Alternative für unterwegs oder auf Reisen auch Nahrungsergänzungsmittel wie Recovery-Shakes oder -Riegel mit hochwertigen Zutaten nutzen. Allerdings sollte weder die empfohlene Gesamtprotein- noch -kalorienzufuhr pro Tag durch solche Produkte überschritten werden.

Wer sich vegetarisch oder vegan ernährt, hat eine eingeschränktere Auswahl an Proteinquellen. Ovo-lacto-Vegetarier können sich mittels Milch, Milchprodukten sowie Eiern ausreichend versorgen. Veganer sollten bei ihrer Ernährung sehr genau auf die Zufuhr von essenziellen Aminosäuren achten – idealerweise über den Mix verschiedener pflanzlicher Proteinquellen wie Samen aus Sesam und Hanf sowie hochwertigen Sojaprodukten und dem Pseudogetreide Quinoa. Es werden auch vermehrt Convenience-Recovery-Produkte für Veganer im Handel angeboten.

Wie viel Eiweiß benötigt der Mensch am Tag?

Aufgrund individueller Schwankungen im Bereich des Stoffwechsels und der Verdauung (Darmflora, Mahlzeitenzusammensetzung) ist es schwer, allgemeingültige Grammzahlen zu benennen. Daher handelt es sich bei den folgenden Angaben um allgemeine Richtwerte, die individuell höher oder auch niedriger liegen können.

Die Verzehrempfehlung der nationalen und internationalen Fachgesellschaften für Protein beträgt 0,8 Gramm pro Kilogramm Körpergewicht. Dies würde für einen Mann mit 70 Kilogramm einen täglichen Proteinbedarf von mindestens 56 Gramm Eiweiß bedeuten.

Das ist aber nur der kleinste gemeinsame Nenner für gesunde Erwachsene mit einer vorwiegend sitzenden Tätigkeit. Diese Menge wird täglich benötigt, um einen Muskelschwund zu verhindern. Der tatsächliche tägliche Bedarf muss jedoch in Abhängigkeit von Genetik, Alter und der Intensität und Frequenz der körperlichen Aktivität bewertet werden.

Für sportlich aktive Menschen geht man aktuell davon aus, dass etwa 1,2 bis 2,1 Gramm pro Kilogramm erforderlich sind, um eine Leistungssteigerung und eine gute Immunfunktion zu ermöglichen. Der Eiweißbedarf von Sportlern liegt etwas höher:

- Ausdauersport 2 bis 2,5 Gramm pro Kilogramm Körpergewicht täglich
- Kraftsport etwa 1,5 bis 2 Gramm pro Kilogramm Körpergewicht täglich

Um eine ausreichende Proteinversorgung zu gewährleisten, ist es somit wichtig, verschiedene Eiweißquellen zu kombinieren und diese in den täglichen Speiseplan in Hauptmahlzeiten, aber auch als kleine Zwischenmahlzeiten einzubauen. Durch eine ausreichende Versorgung mit den Makronährstoffen Fett und Kohlenhydrat kann die Energiegewinnung aus körpereigenem Protein verhindert werden. Dadurch wird vermieden, dass der Körper in den Hungerstoffwechsel gerät.

PULVER ODER VOLLWERTKOST

Proteinpulver umgehen gleich mehrere Probleme, die bei der Verdauung und der Absorption von Vollwertnahrungsmitteln entstehen können. Die Proteinpulver können zu etwa 90 Prozent vom Köper aufgenommen und verwertet werden, pflanzliches Eiweiß in Nahrungsmitteln wie Hülsenfrüchten jedoch nur zu 60 bis 80 Prozent.

STÖRENFRIEDE DER REGENERATION

Folgende Nahrungsmittel können Ihren Schlaf und somit auch Ihre Regeneration behindern:

- **Sehr fettige Speisen:** Pommes Frites, Chicken Wings, Donuts und andere fetthaltige Leckereien können Schlafprobleme verursachen. Warum? Weil deren Verdauung viel mehr Zeit benötigt als die Verdauung weniger fettreicher Lebensmittel. Zudem können fettreiche Nahrungsmittel regelmäßig Verdauungsstörungen und Blähungen auslösen, die ebenfalls unseren Schlaf stören.
- **Scharfe Speisen:** Würzige Saucen, Cayennepfeffer und Chili schmecken zwar sehr lecker, fördern aber Ihren Schlaf leider nicht sonderlich. Scharfe Nahrungsmittel regen nämlich den Stoffwechsel an und erhöhen unsere Körperkerntemperatur. Daher sollten Sie scharfes Essen besser nur mittags essen. Außerdem können diese Speisen auch zu Sodbrennen führen, was die Erholung ebenfalls erschweren kann.
- **Zuckerhaltige Speisen:** Ganz gleich, ob es sich um eine Schale Müsli in der späten Nacht oder das klassische Betthupferl handelt – der Konsum von einfachen Kohlenhydraten sowie Zucker kann zu starken Schwankungen des Blutzuckerspiegels und damit auch zu Schlafstörungen führen. Genießen Sie daher als Betthupferl und Seelenschmeichler lieber einen Teelöffel Mandelmus.
- **Blähende Speisen** wie frisches Vollkornbrot oder Hülsenfrüchte: Sie lösen regelmäßig Verdauungsstörungen und Blähungen aus, die ebenfalls unseren Schlaf stören.
- **Schokolade:** Zwar enthält auch die köstlichste dunkle Schokolade weniger Zucker als herkömmliche Vollmilchschokolade, dafür aber immer auch etwas Koffein. Und Koffein blockiert bekanntermaßen die uns müde machenden Adenosin-Rezeptoren unseres Gehirns.

Einen besonders stark negativen Einfluss hat der Konsum der »üblichen Verdächtigen«: Koffein, Nikotin und Alkohol.

Nikotin

Dass Rauchen der Gesundheit schadet und das Risiko schwer zu erkranken erhöht, ist allseits bekannt. Was allerdings viele Menschen nicht wissen, ist, dass Rauchen auch den Schlaf beeinflusst. Denn Nikotin ist ein starkes Nervengift, das aufgrund seiner anregenden Wirkung auch die Architektur des Schlafes verändert. Es erschwert insbesondere das Einschlafen sowie den Übergang vom Leichtschlaf in die tieferen Schlafstadien. Das bedeutet, dass ein Raucher – verglichen mit einem Nichtraucher – oberflächlicher schläft und sich in Ruhe weniger gut erholen kann. Doch damit nicht genug: Während des Schlafs kann es insbesondere bei starken Rauchern zu Entzugserscheinungen kommen, die sich massiv auf die Schlafqualität auswirken. Ein Grund mehr, sich damit zu beschäftigen, ob ein Ausstieg nicht doch sinnvoll wäre.[12]

Koffein

Koffein ist eine sogenannte pharmakologisch wirksame Substanz und kann die körperliche wie geistige Leistungsfähigkeit steigern. Es verzögert die Ermüdung, hilft morgens, wach zu werden, und führt durch seine stimulierende Wirkung auf das zentrale Nervensystem dazu, dass wir uns weniger schnell erschöpft fühlen. Bei all den positiven Effekten sollten wir aber nicht vergessen, dass es auch zu Nebenwirkungen wie zum Beispiel Unruhe, Schlaflosigkeit, Magen-Darm-Beschwerden sowie einer Gewöhnung kommen kann. In natürlicher Form kommt es beispielsweise in Kaffeebohnen, Teeblättern und Kakaobohnen vor. In unserer Ernährung ist es Bestandteil vieler Genussmittel.

Die Europäische Behörde für Lebensmittelsicherheit bewertet 400 Milligramm Koffein am Tag als die maximale Dosis, die für gesunde Erwachsene als sicher gilt. Bei schwangeren Frauen sind es nur 200 Milligramm am Tag.[13]

Tagsüber eingenommenes Koffein kann sich auch auf den Nachtschlaf auswirken und den Tiefschlaf unterdrücken. Unser Organismus produziert den müde machenden körpereigenen Stoff Adenosin, wenn wir wach sind. Er reichert sich über den Tag im Körper an und sorgt dadurch abends für den Schlafdruck, den wir zum Einschlafen benötigen. Koffein dockt im Gehirn genau an den Stellen an, an denen auch das Adenosin andocken würde.

Wenn Sie unter Ein- oder Durchschlafproblemen leiden, sollten Sie nach 17 Uhr keine koffeinhaltigen Getränke mehr trinken. Reagieren Sie jedoch besonders empfindlich auf Koffein, kann sich dieser Zeitpunkt auch nach vorn verschieben – dann sollten Sie Ihren letzten Kaffee nach dem Mittagessen trinken.

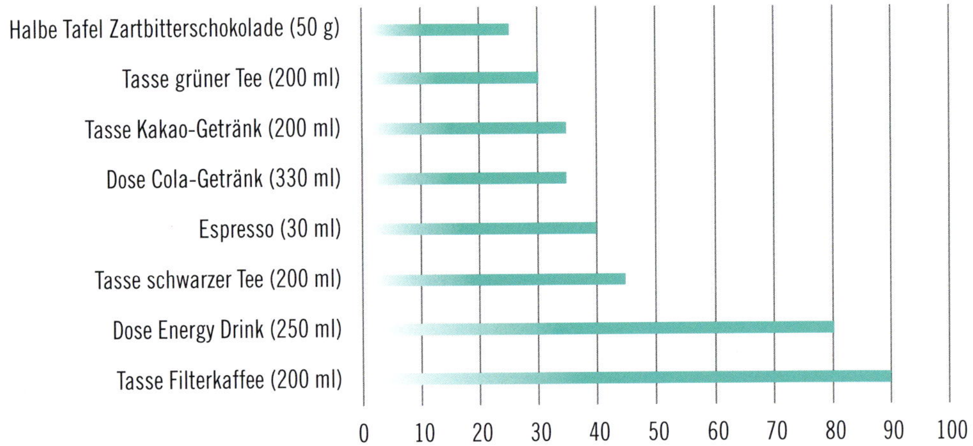

Koffeingehalt verschiedener Lebensmittel und Getränke (Angaben in Milligramm)

Tee

Ähnlich wie bei Kaffee variiert die Menge an Koffein, die Sie durch Tee aufnehmen, je nachdem, wie stark Sie den Aufguss bevorzugen. Eine Tasse Tee, die nur eine Minute zieht, enthält etwa 20 Milligramm Koffein, nach fünf Minuten sind es jedoch schon 30 Milligramm, also vergleichbar mit einem Espresso. Natürlich können verschiedene Teesorten in der Stärke variieren, aber es gilt: Je länger der Tee zieht, desto höher ist der Koffeingehalt.

Alkohol

Bestimmt haben Sie den Begriff »Schlummertrunk« schon einmal gehört. Er unterstellt, dass Alkohol eine schlaffördernde Wirkung hat. Tatsächlich können ein Gläschen Wein oder ein Bier vor dem Zubettgehen das Einschlafen erleichtern. Doch der Versuch, Schlafstörungen durch Alkoholkonsum in den Griff zu kriegen, kann schwerwiegende Folgen haben.

Nach zwei Bier beispielsweise ist die mittlere Herzfrequenz um 14 Schläge höher (70 bpm unter Alkoholeinfluss im Vergleich zu 56 bpm ohne Alkohol). Außerdem erreicht die Herzfrequenz, die eigentlich schon im ersten Drittel der Nacht abfallen sollte, ihren niedrigsten Wert erst kurz vor dem Aufwachen.

Alkohol hemmt die Hirnaktivität und wirkt somit beruhigend. Man fühlt sich entspannt. Auch die Einschlafzeit wird merklich verkürzt, weil Alkohol die natürlichen Botenstoffe unterstützt, die das Gehirn auf den Schlaf vorbereiten – eigentlich alles gute Voraussetzungen, um ins Land der Träume zu entschwinden. Allerdings leidet unter dem Konsum von Alkohol auch die Qualität des Schlafs. Er wird häufig traumlos und deutlich weniger erholsam. Hinzu kommt, dass es durch die schnelle Verarbeitung des Alkohols im Körper in der zweiten Nachthälfte zu »Absatzeffekten« kommen kann. Der Schlaf ist dann nur noch oberflächlich und wird von häufigem Aufwachen gestört. Zudem wirkt Alkohol harntreibend, was dazu führen kann, dass öfter auf die Toilette gegangen werden muss.

Menschen mit Schlafstörungen greifen häufig zu Alkohol, da dieser einfacher zugänglich ist als Schlafmittel. Bekanntermaßen führt regelmäßiger Alkoholkonsum jedoch zu einem Gewöhnungseffekt, sodass immer höhere Dosen nötig sind, um einzuschlafen. Wird der Alkohol dann wieder abgesetzt, verlängert sich die Einschlafzeit deutlich.

All dies begünstigt eine körperliche und mentale Alkoholabhängigkeit. Eine Normalisierung des Schlafmusters kann auch bei dauerhafter Abstinenz bis zu zwei Jahre dauern. Hinzu kommen weitere gesundheitliche Folgen bei chronischem Alkoholkonsum wie die Entstehung bösartiger Tumore, Erkrankungen des Herz-Kreislauf-Systems sowie weiterer innerer Organe. Nicht zu vergessen sind die Veränderung im beruflichen, sozialen wie familiären Umfeld. Wenn Sie sich also in der Vergangenheit abends häufiger oder vielleicht sogar regelmäßig einen alkoholischen Schlummertrunk gegönnt haben, raten wir Ihnen dringend zum Umdenken.

Nächtlicher Harndrang

Einen weiteren Schlafstörer, der mit unserer Ernährung zusammenhängt, sollten Sie unbedingt auch kennenlernen. Er kommt relativ häufig vor, lässt sich aber verhältnismäßig einfach beseitigen: der nächtliche Harndrang.

Das damit verbundene mehrfache Aufwachen mit anschließendem Toilettengang geht häufig mit Unzufriedenheit und schlechter Schlafqualität einher. Bei gesunden Menschen wird während des Schlafs keine Flüssigkeit verarbeitet und die Harnproduktion eingestellt. Es entsteht keine Schlafunterbrechung. Wenn jedoch abends besonders viel Flüssigkeit zu sich genommen wurde, müssen auch kerngesunde Menschen nachts die Toilette aufsuchen.

Vermutlich helfen Ihnen schon folgende Tipps, um nachts weniger »müssen« zu müssen:

- Achten Sie darauf, tagsüber ausreichend zu trinken (mindestens 1,5 Liter).
- Hören Sie abends rechtzeitig mit der Aufnahme von Flüssigkeiten auf (mindestens 1,5 Stunden vor dem Zubettgehen).
- Leeren Sie vor dem Zubettgehen nochmals die Blase und bauen Sie diesen Schritt immer in Ihre Abendroutine ein.
- Vermeiden Sie harntreibende Getränke wie etwa Kaffee, Tee, Alkohol oder stark zuckerhaltige Limonaden.

Richtig essen vor dem Schlafen

Um Ihre Regeneration zu optimieren, sollten Sie am Abend vorzugsweise leicht essen. Dabei gilt die einfache Faustregel: je später, desto leichter. Zwischen Schlafengehen und der letzten Mahlzeit sollten etwa zwei bis drei Stunden liegen. Bei einem größeren Abstand könnten Sie wieder Hunger bekommen, was den Schlaf ebenso stören kann wie zu schweres Essen.

Auf der Menükarte für einen ruhigen Schlaf und eine optimierte Regeneration sollte Folgendes stehen:

- Mageres Fleisch
- Magerer Fisch
- Fettreduzierte Milchprodukte
- Weißbrot
- Nudeln
- Kartoffeln
- Obst

Milchprodukte enthalten das schlaffördernde Tryptophan, ebenso wie Datteln oder Fisch. Auch Vitamin B6 begünstigt den Schlaf. Dieses Vitamin ist unter anderem in Bananen und vielen Blattsalaten enthalten.

Besonders gut als Getränk am Abend eignen sich Tees aus Kräutern oder Heilpflanzen, ob Kamille, Fenchel, Hopfen, Baldrian oder andere Pflanzen und Pflanzenmischungen. Beachten Sie dabei, dass Sie nicht zu spät oder zu viel Tee trinken, um nicht nachts auf die Toilette zu müssen.

Eine kleine Süßigkeit am Abend ist aus Sicht von Schlafforschern und Ärzten übrigens erlaubt – mitunter sogar gewünscht. Unser Betthupferl-Tipp für Naschkatzen, damit der Blutzuckerspiegel nachts nicht aus dem Ruder gerät: ein Teelöffel Mandelmus (aber bitte vor dem Zähneputzen).

NAHRUNGSERGÄNZUNGEN FÜR REGENERATION UND SCHLAF

Nahrungsergänzungen sind mittlerweile im Alltag der meisten Menschen angekommen. Im Jahr 2017 setzte die Nahrungsergänzungsindustrie 128 Milliarden Dollar um.[14] Und auch der Wunsch nach einer optimierten Regeneration und einem besseren Schlaf lässt viele Menschen zu den kleinen Kapseln greifen. Nach wie vor gibt es leider oftmals nur geringe wissenschaftliche Evidenz für die Wirksamkeit der einzelnen Produkte. Es ist schwer, hier allgemein gültige Empfehlungen auszusprechen, was einzelne Substanzen oder Dosierungen betrifft. Generell empfehlen wir Ihnen, bevor sie zu einer Nahrungsergänzung greifen, auf jeden Fall eine Blutuntersuchung durchführen zu lassen, ob bei Ihnen überhaupt ein Mangel der Mineralstoffe oder Vitamine vorliegt. Oftmals hat auch der Einnahmezeitpunkt einen Einfluss auf die Wirkung. Bei einem der populärsten Nahrungsergänzungsmittel für Schlaf und Regeneration – dem Magnesium – wurde zunächst empfohlen, das Magnesium direkt vor dem Schlafengehen einzunehmen. Bei vielen unserer Klienten setzte jedoch eine paradoxe Wirkung ein. Anstatt dass das Magnesium dabei half, runterzukommen und besser einzuschlafen, stellte sich innerhalb von zwanzig Minuten eine deutlich erhöhte Wachheit ein. Daher empfehlen wir mittlerweile, Magnesium schon morgens oder mittags einzunehmen.

Denken Sie daran, dass die Nahrungsergänzung immer erst stattfinden sollte, wenn Sie alle anderen Lebensstilveränderungen vorgenommen haben. Die Nahrungsergänzungen für Regeneration und Schlaf können wir in folgende Substanzklassen unterteilen:

1. Aminosäuren
2. Mineralstoffe
3. Melatonin
4. Kreatin
5. CBD-Öl

Jede Nahrungsergänzung mit stimulierender oder beruhigender Wirkung sollte zunächst in einer kontrollierten Umgebung eingenommen werden. Nehmen Sie keine neuen Produkte vor dem Autofahren oder dem Bedienen schwerer Maschinen, wenn eine beeinträchtigte Wahrnehmung ein Risiko für Ihre Sicherheit und die Sicherheit anderer darstellen kann.

Aminosäuren

- **BCAA (verzweigtkettige Aminosäuren):** BCAAs können Muskelkater reduzieren, wenn sie direkt im Anschluss an ein Krafttraining eingenommen werden. Sie haben jedoch keinen (wie manchmal behauptet) leistungssteigernden Effekt auf die Muskelkraft oder -funktion.
- **L-Tryptophan:** L-Tryptophan ist die Ausgangssubstanz für die Bildung von Serotonin und Melatonin. Serotonin ist maßgeblich an der Regulierung von Stimmung, Schlaf-Wach-Rhythmus, Sozialverhalten, Appetit und Schmerzempfinden beteiligt. Es kommt in Fleisch, Milchprodukten, Fisch, aber auch Nüssen, Hülsenfrüchten, Schokolade und Bananen vor.
- **L-Glutamin:** L-Glutamin ist eine Aminosäure, die eine Schlüsselrolle bei der Proteinsynthese und Muskelregeneration spielt. Es ist sowohl in Kapsel- als auch in Pulverform erhältlich. Wenn Sie die Pulverversion verwenden, können Sie gern einen Teelöffel davon in Ihren Recovery-Shake (siehe Seite 104) geben.

Mineralstoffe

- **Magnesium:** Magnesiummangel kann die Schlafqualität beeinträchtigen. Er ist bei Sportlern häufiger anzutreffen, da Magnesium in relevanten Mengen durch Schweiß verloren geht. Menschen mit einem normalen Magnesiumspiegel werden ziemlich sicher keinen Nutzen aus einer Supplementierung ziehen können. Die Standarddosis für Magnesium beträgt 200 Milligramm elementares Magnesium, wobei von vielen Athleten Dosen bis zu 400 Milligramm verwendet werden. Der Magnesiumgehalt sollte auf dem Etikett des Nahrungsergänzungsmittels angegeben sein. Magnesium wird in der Regel in Form von Magnesiumcitrat, Magnesiummalat, Magnesiumdiglycinat und Magnesiumgluconat angeboten. Magnesiumoxid wird für die Nahrungsergänzung nicht empfohlen, da es eher zu Darmbeschwerden und Durchfall führt und bekanntlich eine geringere Absorption als die anderen Salze aufweist.
- **Selen:** Wenn Ihrem Körper zu wenig Selen zur Verfügung steht, kann dies Ihren Schlaf beeinträchtigen. Selen ist ein Mineral, das antioxidative Eigenschaften hat, die mit einem besseren Schlaf verbunden sein können. Antioxidantien können dabei helfen, Unruhe während des Schlafes zu regulieren. Reich an Selen sind Paranüsse, Hähnchenfleisch, Truthahnfleisch, Rinderleber, Heilbutt, Thunfisch, Sardinen und Vollkornprodukte.

Melatonin

Eine Studie des Department of Brain and Cognitive Sciences in Cambridge konnte zwei wichtige Wirkungen von Melatonin belegen.[15] Zum einen kann es dazu führen, dass die Einschlafzeit verkürzt wird. Besonders der abendliche Kampf, endlich einzuschlafen, ist vielen vertraut.

Egal wie müde man ist, die Gedanken lassen sich nicht abschalten und der Schlaf will einfach nicht kommen. Wenn Ihnen das bekannt vorkommt, könnte die Einnahme von Melatonin für Sie interessant sein. Zum anderen gelangten die Forscher auch zu ersten Erkenntnissen darüber, wie wichtig ein durchgehend hoher Melatoninspiegel nachts ist. Bei einem möglichst konstanten Wert bei entsprechend hoher Dosierung schliefen mehr Probanden durch und fühlten sich am nächsten Morgen fitter – schließlich traten sie auch schneller in die so nötige nächtliche Ruhephase ein. Ein guter und natürlicher Melatoninspiegel ist also essenziell zum Einschlafen und für einen guten Schlaf.

Die Dosis von ein bis zwei Milligramm Melatonin reduziert die Einschlafzeit und führt auch bei längerem Konsum zu keinen negativen Feedbackschleifen. Dies bedeutet, dass auch bei der längeren Zufuhr von außen die körpereigene Produktion des Melatonins nicht reduziert wird.

Wenn Sie Melatonin als Nahrungsergänzung ausprobieren wollen, dann starten Sie zunächst mit 500 Mikrogramm für ein paar Nächte, bevor Sie die Dosis auf ein Milligramm erhöhen. Wenn Sie vermuten, dass diese Erhöhung Ihnen keinen Nutzen gebracht hat, können Sie die Dosis in Schritten von 500 Mikrogramm langsam auf maximal zwei Milligramm steigern. Nehmen Sie das Melatonin etwa 30 Minuten vor dem Schlafengehen ein.

Kreatin

Zwei Gramm Kreatinmonohydrat in Kombination mit Zucker können dazu beitragen, dass die Psyche sich auch nach einer kürzeren Nacht gut erholt. Dies liegt wohl darin begründet, dass die Rezeptoren, die mit dem müde machenden Botenstoff Adenosin belegt sind, durch das Kreatin wieder freigemacht werden. Die Studienlage hierzu ist aktuell noch dünn und es ist sicherlich noch mehr Forschung zu diesem Mechanismus notwendig.

CBD-Öl

Im September 2017 hat die World Anti-Doping Agency (WADA) Cannabidiol aus der Liste unzulässiger Substanzen gestrichen und somit vielen Athleten die Verwendung von CBD als natürliches Nahrungsergänzungsmittel beim Sport ermöglicht.

CBD-Öl enthält als Hauptinhaltsstoff Cannabidiol, welches wie das THC zu den Cannabinoiden gehört. Doch anders als THC wirkt CBD nicht psychoaktiv, obwohl es in der chemischen Struktur nur gering abweicht. Neben vielen verschiedenen positiven Wirkungen auf die Gesundheit, die dem Stoff nachgesagt werden, soll CBD-Öl vor allem den Schlaf und die Regeneration fördern. Cannabinoide, von denen bisher um die sechzig extrahiert werden konnten, interagieren mit Rezeptoren in unserem Körper und breiten ihre Wirkung vor allem im Nervensystem und Gehirn aus. Sie wirken an den schmerzverarbeitenden Hirnarealen, im Rückenmark und im peripheren Nervensystem. Derzeit gibt es noch keine Health Claims zu gesundheitsförderlichen Aussagen, da es dazu noch weitere Untersuchungen und Langzeitbeobachtungen bedarf.

REGENERATION MESSEN

Es gibt derzeit unterschiedliche Ansätze, um Regeneration, Stress und Schlaf mit Zahlenwerten zu belegen. Es existieren sehr viele Gadgets auf dem Markt, die eine pseudowissenschaftliche Genauigkeit in puncto Schlafmessung vorgeben. Überprüft und hinterfragt man deren hübsche Grafiken, bleibt oftmals nicht mehr viel von deren Aussagekraft übrig. Oftmals ist es zunächst zweckmäßig, ein Schlaf- oder Performance-Tagebuch zu führen, um sich einen Überblick über die Einflussgrößen zu verschaffen.

Neben der Genauigkeit und der Wissenschaftlichkeit gibt es noch einen zweiten wichtigen Aspekt: die Praktikabilität. Im Spitzensport setzen wir viele Verfahren ein, die für die Normalbevölkerung einfach nicht alltagstauglich sind. Manche Teams nehmen mehrfach die Woche Blutproben und die Athleten müssen in der Trainings- und Vorbereitungsphase jeden Morgen zum Wiegen, zur Urinkontrolle, zum Ruhe-EKG und zur Herzratenvariabilität-(HRV)-Messung. Dieser finanzielle und zeitliche Aufwand steht in keiner Relation zum Nutzen, wenn sie nicht Profisportler sind. Daher beschränken wir uns auf diejenigen Tools und Strategien, die wir als alltagstauglich erachten.

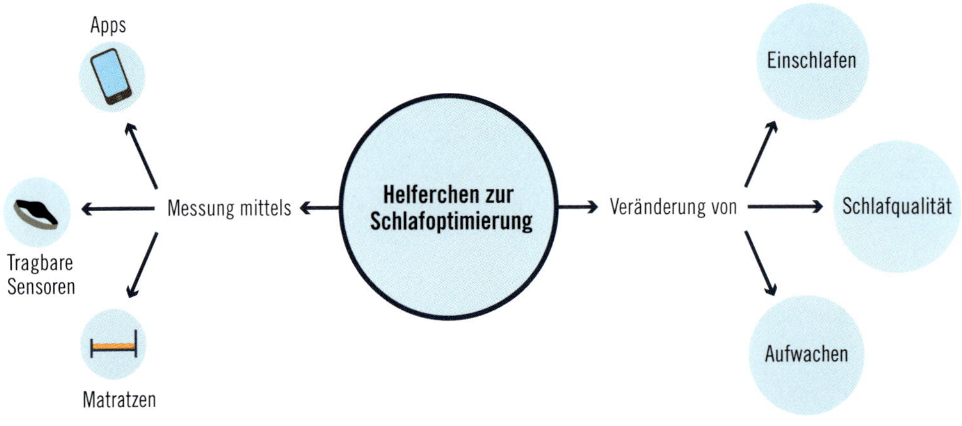

Es gibt verschiedene Geräte zur Schlafoptimierung.

RUHEPULS (RHR/RESTING HEART RATE)

Der kleinste gemeinsame Nenner für die Trainingssteuerung und gleichzeitig wohl einer der aussagekräftigsten Biomarker für Fitness, Gesundheit und Regeneration ist unser Ruhepuls. Egal, ob Sie einen Hi-Tech- oder No-Tech-Ansatz bevorzugen, es ist sehr einfach, den Ruhepuls zu messen, sodass es eigentlich keine Entschuldigung gibt, dies nicht zu tun.

So bestimmen Sie die Ruheherzfrequenz

Messen Sie Ihren Ruhepuls gleich morgens nach dem Aufwachen. Wenn Sie mithilfe eines Weckers aufgewacht sind, gönnen Sie sich noch zwei Minuten Entspannung, bevor Sie Ihre Messung durchführen. Oftmals führt der schrille Weckerton zu einer Stressreaktion, die den Ruhepuls deutlich anhebt und somit das Ergebnis verfälschen kann.

Wenn Sie Ihren Schlaf mit einem Tracker messen, können Sie die niedrigste Herzfrequenz als ihren Ruhepuls aufschreiben. Sie können aber genauso gut auch die Kamera ihres Smartphones zur Messung ihres Ruhepulses benutzen. Für unterschiedliche Betriebssysteme gibt es zahlreiche Apps, die Ihnen die Messung und Aufzeichnung des Ruhepulses ermöglichen. Unser Favorit hier ist die App »Sleep Cycle«.[16] Sie verbindet die Vorteile des Schlaf-Monitorings mit einem smarten Wecker und der Dokumentation Ihres Ruhepulses.

Wenn Sie Ihren Puls händisch messen wollen, ertasten Sie mit Ihrem Zeige- oder Mittelfinger die Schlagader am Hals oder Handgelenk. Ihr Daumen eignet sich in der Regel nicht zur Pulsmessung. Verwenden Sie eine Stoppuhr oder den Sekundenzeiger Ihrer Uhr, um 30 Sekunden zu messen. Zählen Sie die Anzahl der Herzschläge in diesen 30 Sekunden. Multiplizieren Sie anschließend die Anzahl der Herzschläge in 30 Sekunden mit zwei und Sie haben Ihre RHR in Schlägen pro Minute (bpm). Übertragen Sie diese Zahlen in eine Tabelle oder ein Schlaftagebuch.

Als Faustformel gilt: Je niedriger Ihr Ruhepuls, desto fitter sind Sie. Der durchschnittliche Erwachsene wird eine Ruheherzfrequenz von 60 bis 90 bpm haben. Ausdauerathleten dagegen werden wahrscheinlich eine viel niedrigere Ruhepulsfrequenz haben, im Bereich von 40 bis 60 bpm.

Die Ruhepulsfrequenz bewerten

Leichte Schwankungen Ihrer Ruhepulsfrequenz sind vollkommen normal. Wenn Sie eine Abweichung von drei bis fünf beats per minute sehen, ist das zunächst kein Grund zur Sorge. Wenn Sie vorher nicht ganz so fit waren, sollte durch ein zielgerichtetes Training der Ruhepuls im Laufe von sechs bis zwölf Wochen langsam um ein paar Schläge niedriger werden.

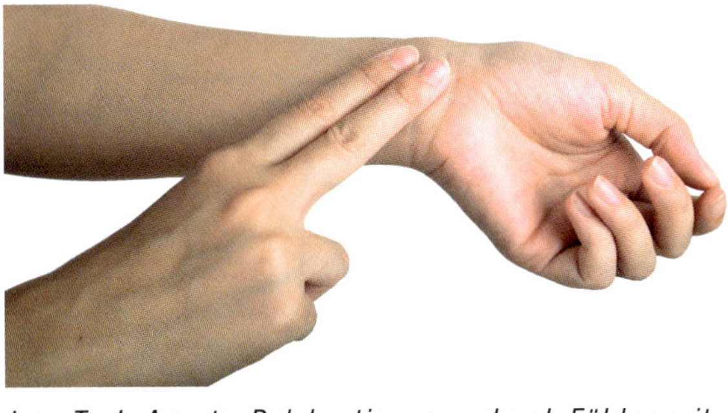

Low-Tech-Ansatz: Pulsbestimmung durch Fühlen mit den eigenen Fingern

Sobald Ihr Ruhepuls in Trainingsphasen oder in großen Belastungssituationen auf der Arbeit um mehr als fünf Schläge ansteigt, sollten Sie noch mehr Zeit in die Regenerationstechniken investieren.

Wenn Ihre Ruhepulsfrequenz zwischen sieben und zehn Schlägen über Ihrem Normalwert liegt, sollten sie versuchen, sich an diesem Tag nicht stark zu belasten, und wenn sie trainieren möchten oder müssen, eher leichtes Training im Bereich von 50 bis 60 Prozent ihrer maximalen Leistungsfähigkeit zu absolvieren. Sie sollten die Belastung so lange reduzieren, bis Ihre Ruhepulsfrequenz auf ihren Normalwert abgesunken ist.

Wenn die Ruhepulsfrequenz um mehr als zehn Schläge über ihrem Normalwert liegt, sollten Sie körperliche Belastung vermeiden. Es kann gut sein, dass Sie einen Infekt ausbrüten oder drohen, ins Übertraining zu geraten.

BLUTWERTE

Neben der Kontrolle der Herzkreislaufparameter können wir natürlich auch Blutwerte für die Kontrolle und Steuerung der Regeneration auswerten. Die Biomarker, die sich gut für eine Verlaufskontrolle eignen, sind:

- Die Creatin-Kinase (CK)
- Das Akute-Phase-Protein CRP
- Der Eisenspeicher Ferritin
- Die Harnsäure

Die Creatin-Kinase ist ein guter Indikator für die Trainingsbelastung. Dieses Enzym befindet sich normalerweise innerhalb der Muskelzellen. Sobald es aber im Blut auftaucht, zeigt es uns, dass durch das Training Muskelzellen beschädigt wurden. Die Höhe dieses Wertes korreliert gut mit der Trainingsintensität. Bei mangelnder Regeneration und einer Aufsummierung dieses Enzyms können Nierenschäden entstehen.

C-reaktives Protein (CRP) ist einer der aussagekräftigsten Biomarker für Entzündungen in ihrem Körper. Das CRP im Blut ist die derzeit präziseste Messung, um auch chronisch niedrigschwellige Entzündungen zu identifizieren. Diese chronischen Entzündungen können auch auf einen Regenerationsmangel hinweisen, der sich langfristig negativ auf Ihre Herzgesundheit auswirken kann.

Eine erhöhte Vitamin-C-Aufnahme und höhere Vitamin-C-Werte im Blut sind mit einem niedrigeren CRP-Wert assoziiert. Versuchen Sie also, in Phasen intensiver Belastungen Vitamin-C-reich zu essen. Gute Vitamin-C-Quellen sind Zitrusfrüchte wie Orangen und Zitronen, noch reicher an Vitamin-C sind Kiwis, Paprika und Brokkoli.

Ferritin ist der Eisenspeicher und zeigt Ihre Eisenreserven an. Eisen ist essenziell für einen guten Sauerstofftransport während körperlicher Belastungen. Um Ihren Eisenspiegel und auch den Ferritin-Wert im Normbereich zu halten, können Sie rotes Fleisch, Hühnerleber, Fisch und Muscheln essen. Falls Sie Vegetarier oder Veganer sind oder pflanzliche Kost bevorzugen, können Sie gezielt Hülsenfrüchte, Nüsse, Samen, grünes Gemüse, Vollkornprodukte und getrocknete Früchte verzehren.

Harnsäure ist ein Abbauprodukt des Muskelstoffwechsels. Intensive sportliche Belastungen führen zum Anstieg der Harnsäurekonzentration im Blut. Hohe Konzentrationen der Harnsäure (Hyperurikämie) können zu Gicht führen.[17] Wir entdecken bei Sportlern sehr häufig Hyperurikämien. Vermutlich liegt das zu einem großen Teil an der Menge der konsumierten Fruktose, beispielsweise in Sportgetränken oder der populären Apfelsaftschorle. Sehnenreizungen (Tendopathien) an der Achillessehne, Patellaspitze oder der Rotatorenmanschette sind meiner Erfahrung nach sehr häufig mit einer krankhaften Erhöhung der Harnsäure assoziiert. Neben den Problemen an den Sehnen lagert sich Harnsäure bei hohen Serumkonzentrationen zusätzlich in den Gefäßen ab und kann dort zu einer Entzündungsreaktion und weiteren Schäden führen.

Bei Bluttests zur Beurteilung und Kontrolle der Entzündung sollte immer auch die Harnsäure als Entzündungsmarker mitgetestet werden. Liegt der Wert über sechs, sollte zwingend die Harnsäuresenkung angedacht werden – nicht durch eine Einschränkung des Eiweißkonsums, sondern eine Restriktion des Fruktosekonsums: kein Obst, keine Fruchtsäfte oder Saftschorlen – und schon gar keine Sportgetränke.

Ohne auf Medikamente zurückzugreifen, kann man ein Extrakt einer speziellen amerikanischen Sauerkirsche, der Tart-Cherry, einnehmen. Das Extrakt oder das Konzentrat der Sauerkirsche senkt die Harnsäure schon innerhalb der ersten fünf Stunden um bis zu 15 Prozent.

SO KÖNNEN SIE IHR REGENERATIONSLEVEL MESSEN

- Schlaftagebuch (mehr dazu auf Seite 101)
- Bewegungssensoren in Wearables (zum Beispiel fitbit)
- Puls-Brustgurte (zum Beispiel Polar H7)
- Langzeit-EKGs mit Accelerometrie (zum Beispiel Nambaya)
- Optische photo-pletysmographische Sensoren (zum Beispiel Smartwatches und Oura-Ring)
- Piezoelektrische elektromechanische Streifen (zum Beispiel EmfitQS)
- Laborparameter (CK, CRP etc.)
- Fragebögen (zum Beispiel ARRS)

GADGETS, TRACKER UND APPS

Digitale Helfer zur Schlafoptimierung werden immer beliebter und vielfältiger. Angesichts dieser Entwicklung wollen wir einen Blick auf einige dieser Gadgets werfen. Eine grobe Einteilung der verschiedenen Schlafhelfer ergibt sich aus deren Funktionsweise. Hier lassen sich zwei Hauptgruppen von Tools unterscheiden:

- Gadgets, die lediglich etwas messen, aber selbst keine Veränderung des Schlafs bewirken
- Gadgets, die den Schlaf im Hinblick auf verschiedene Merkmale zu verändern versuchen

Tracking-Apps

Tracking-Apps zielen darauf ab, die Schlafphasen zu erkennen und zu dokumentieren. Anhand dieser Daten können wir morgens sehen, wann und wie lange wir in welcher Schlafphase waren. Die Messung erfolgt meist per Beschleunigungssensoren im Smartphone – bei manchen Applikationen auch mit Unterstützung einer Geräuscherkennung über das Mikrofon. Zur Messung muss das Gerät nachts auf die Matratze gelegt werden. Anhand der Erschütterungen beziehungsweise Bewegungen sollen die Schlafphasen ermittelt werden, was jedoch nicht immer verlässlich ist. Dahinter steckt ein Algorithmus, der nach dem Motto rechnet: je weniger Bewegung, desto tiefer der Schlaf. Zusätzlich zu dieser Grundfunktion haben diese Tracking-Apps oft auch noch eine Weckfunktion, ein Traumtagebuch oder weitere Funktionen. So gibt es Apps, bei denen man einstellen kann, wann man ins Bett gehen möchte, um einen möglichst regelmäßigen Rhythmus beizubehalten. Die App gibt dann zwei Stunden vorher Bescheid. Diese Funktion kann sehr sinnvoll sein.

Es gibt einige Punkte, die sowohl für als auch gegen das Schlaftracking sprechen.

Pro	Contra
• Mittels Smartphones lassen sich mitunter tatsächlich Schlafprobleme identifizieren und wichtige Informationen finden. Im Internet gibt es Erfahrungsberichte, bei denen App-Nutzer eine Schlafapnoe entdecken konnten, die nachfolgend erfolgreich behandelt wurde. • Auch einfache Zusammenhänge zwischen bestimmten Verhaltensweisen wie etwa abendlichem Alkoholkonsum und Veränderungen im Schlafmuster können sich bisweilen ablesen lassen. Die resultierenden Lerneffekte können über eine Verhaltensänderung zu besserem Schlaf führen.	• Es kann kontraproduktiv sein, das Smartphone mit ins Schlafzimmer zu nehmen. Dies steigert die Wahrscheinlichkeit, dass wir uns abends noch mit E-Mails und Gedanken an die Arbeit beschäftigen. Zudem kann der Schlaf durch das Licht des Displays, durch Klingeltöne oder Vibrationsgeräusche gestört werden. • Eine allzu intensive Beschäftigung mit dem Schlaftracking führt dazu, dass man sich selbst Druck macht, immer besser, tiefer oder länger schlafen zu müssen. Druck ist – wie Sie bereits wissen – eine denkbar ungünstige Voraussetzung für erholsamen Schlaf. Hinzu kommt die teils fragwürdige Messgenauigkeit vieler Apps.

Wir können und möchten uns nicht für oder gegen Tracking-Apps aussprechen. Stattdessen wollen wir darauf hinweisen, dass der beste Maßstab zur Beurteilung der Schlafqualität immer das eigene Empfinden bleiben wird.

Wearables

Tragbare Sensoren – auch Wearables genannt – sind eine andere Gruppe von Messgeräten. Am weitesten verbreitet sind hier Armbänder. Tagsüber messen diese Wearables, wie viel wir uns bewegen und wie viele Kalorien dabei verbrannt werden. Nachts können sie anhand unserer Bewegungen erkennen, ob wir schlafen oder wach sind. Je nachdem, wie viel Geld Sie für diese Geräte ausgeben, erweitert sich deren Funktionsumfang. So gibt es auch Modelle, die beispielsweise nicht nur die Herzfrequenz messen, sondern auch die Herzratenvariabilität – ein Indikator für die Erholung (zum Beispiel medizinische Geräte wie Nambaya oder Wearables wie der Oura-Ring). Diese und weitere Parameter können den Informationsgehalt und die Messgenauigkeit der Schlafqualität verbessern – allerdings kommt es hier stark auf die Intelligenz des dahinterliegenden Algorithmus an. Die erfassten Daten werden mit den zugehörigen Apps synchronisiert und visualisiert, damit sich der User direkt ansehen kann, wie aktiv er war und wie lange er geschlafen hat.

Generell raten wir vom Einsatz von Wearables ab, die nur mithilfe der eingebauten Bewegungssensoren die Regeneration quantifizieren. Besser sind jene, die weitere Parameter wie etwa Herzfrequenz oder Körpertemperatur miterfassen und somit ein etwas vollständigeres Bild abgeben. Solche Wearables, Smartwatches und smarte Ringe, die die Belastung und Regeneration mit Bewegungssensoren und der Photoplethysmographie (PPG) bestimmen – also Bewegung und Herzfrequenz integrieren –, nehmen durch den technischen Fortschritt in der Genauigkeit immer mehr zu. Tagsüber entstehen bei intensiver Bewegung nach wie vor viele Messungenauigkeiten, die oftmals keine zufriedenstellenden Analysen zulassen. In Ruhe nimmt die Genauigkeit dagegen deutlich zu.

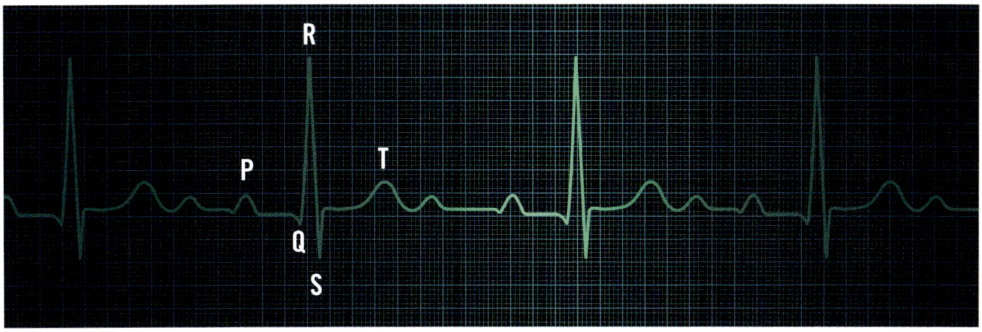

Die elektrische Ableitung des Herzschlags im EKG folgt einem festen Muster: Am Anfang steht die P-Welle (als Ausdruck der Kontraktion der Vorhöfe), gefolgt von den Q-, R- und S-Zacken (Kontraktion der Herzkammern), den Abschluss bildet die T-Welle am Ende des Herzschlags. Die R-Zacke ist die höchste Auslenkung des Elektrokardiogramms, mit der größten elektrischen Aktivität. Die R-Zacke wird von den meisten Brustgurten oder Sportuhren zur Pulsmessung verwendet.

Die Herzfrequenzvariabilität (HRV) ist derzeit einer der vielversprechendsten Marker für die Regulation des autonomen Nervensystems (ANS) und somit auch für den Wechsel von Belastung und Regeneration. Sie erfordert jedoch die Erfassung eines EKG-Signals, um die RR-Intervalle – also die Abstände zwischen zwei markanten Zacken im EKG – zuverlässig zu erfassen.

Mit dem Begriff Herzfrequenzvariabilität werden die unterschiedlichen zeitlichen Abstände zwischen den einzelnen Herzschlägen beziehungsweise den Abständen zwischen den R-Zacken aus dem EKG bezeichnet. Die Variabilität nimmt ab, wenn durch Stress, Bewegung oder aber auch Erkrankungen der Puls ansteigt. Durch Entspannung, Atemtechniken und Meditation steigt die Herzfrequenzvariabilität wieder an. Spannenderweise schlägt ein gesundes Herz in Ruhe also gar nicht so rhythmisch wie ein Schweizer Uhrwerk. Unser Herzschlag variiert ständig und passt sich so den physischen und psychischen Umständen und Anforderungen an.

Generell gibt es zwei gängige Methoden für die Messung der Herzfrequenzvariabilität:

1. Kurzzeit-HRV: HRV-Messung von 2–15 Minuten
2. Langzeit-HRV: HRV-Messung über 12–24 Stunden

Für eine Quantifizierung des Schlafs benötigen wir folgende Kennzahlen:

- Schlafdauer (Quantität)
- Sleep-Onset-Latency (Einschlaflatenz): die Dauer zwischen »Licht aus« und der ersten Schlafphase
- Dauer/Prozent der Wachphasen
- Dauer/Prozent der REM-Schlafphasen
- Dauer/Prozent der Leichtschlafphasen (N1 und N2)
- Dauer/Prozent der Tiefschlafphasen (N3 und N4)
- Schlafeffizienz (Gesamtdauer des Schlafs minus der Wachphasen)
- Herzfrequenz
- Idealerweise auch die Herzfrequenzvariabilität

Die Herzfrequenzvariabilität wird durch folgende Faktoren beeinflusst:

- Physische Aktivität (Bewegung/Sport)
- Stress-Empfinden
- Emotionale Prozesse
- Regeneration
- Lage- oder Richtungswechsel
- Atmung (forciertes Ein- oder Ausatmen)
- Autonomes Nervensystem (ANS)

Da sowohl psychische als auch physische Effekte die Herzfrequenzvariabilität beeinflussen, konzentrieren wir uns auf die Langzeitmessung, da hier kurzzeitige Effekte nicht zu falschen positiven oder negativen Ergebnissen führen. Wir raten in der Regel zu 24-Stunden-Messungen mit einem medizinisch genauen Gerät. Am besten messen Sie drei unterschiedliche Szenarien: einen normalen Tag, einen stressigen oder harten Tag und als Letztes einen ruhigen erholsamen Tag am Wochenende. Sobald Sie im Besitz von genauen Daten sind, können Sie aus Gründen der Praktikabilität und sicherlich aus Kostengründen mit einem Wearable weiterhin Ihre Schlafdaten messen.

Neben der Pulsmessung anhand der RR-Abstände hat sich bei den Wearables das optische Verfahren der Photoplethysmographie (PPG) durchgesetzt. Diese PPG-Sensoren arbeiten meistens mit grünem Licht oder sogar mit nicht sichtbarem infrarotem Licht. Dieses Licht durchdringt die Haut, das Bindegewebe und die Blutgefäße und wird zu einem im Wearable befindlichen Detektor reflektiert. Da die roten Blutkörperchen das grüne und infrarote Licht absorbieren, kann die Herzfrequenz bestimmt werden. Die Messgenauigkeit hängt ganz stark von der Abtastrate und der Länge der Messung ab.

Die Messung der Pulsratenvariabilität mit den PPG-Sensoren scheint eine echte Alternative für die Herzfrequenzvariabilität-Analyse bei gesunden Probanden in Ruhe zu sein. Während oder nach körperlichen Belastungen sowie bei Herzpatienten sind die Ergebnisse leider nur mit Vorsicht zu verwenden.[18]

Eines der vielversprechendsten PPG-Wearables ist der Oura-Ring aus Finnland. Er misst die Herzfrequenz, Herzfrequenzvariabilität, Körpertemperatur, Atemfrequenz und Schlafphasen. Zusammen mit der dazugehörigen App können Sie sich einen Überblick über Ihren Schlaf und die Schlafqualität verschaffen. Das Zusammenspiel aus Ring und App ermöglicht, langfristige Trends zu verfolgen und Veränderungen über Wochen, Monate und Jahre hinweg zu sehen. Der Oura-Ring hat drei verschiedene Sensoren eingebaut:

1. Temperatur-Sensor
2. Infrarot-Sensoren (PPG)
3. 3D-Beschleunigungssensor

Er registriert Ihre Körpertemperatur jede Minute, die Sie schlafen. Durch den Vergleich dieses Werts mit Werten aus früheren Nächten zeigt er Ihre Körpertemperatur-Baseline und alle Abweichungen davon an. Die Messung der Herzfrequenz erfolgt direkt aus den kleinen Blutgefäßen des Fingers. Der Beschleunigungssensor misst die Amplitude und Intensität Ihrer Körperbewegungen.

Seit 2019 kann man den Ring auch nutzen, um zu überprüfen, wie verschiedene Entspannungsverfahren sich durch die Messung der Ruheherzfrequenz und der Herzfrequenzvariabili-

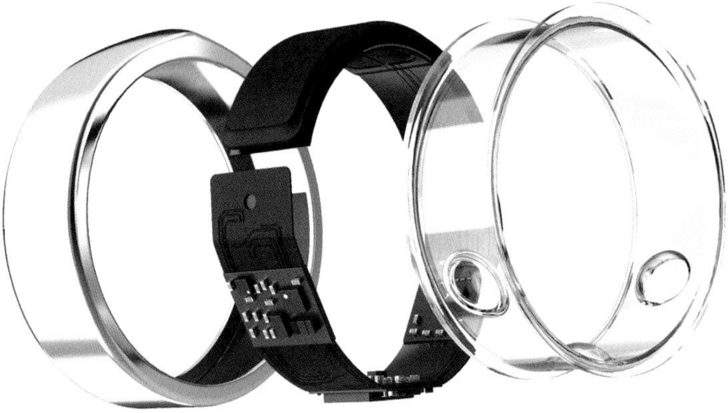

Der Oura-Ring ist ein Wearable im Ringformat mit drei verschiedenen Sensoren (PPG, Temperatur und Bewegung).

tät (HRV) auf das vegetative Nervensystem auswirken. Die User können die Auswirkungen ihrer Meditationssitzungen verfolgen, um aussagekräftige Informationen über ihre Praxis und deren Auswirkungen auf ihren Körper zu erhalten. Durch die Analyse der Entwicklung ist die Oura-App im Laufe der Zeit in der Lage, einen Schlafplan vorzuschlagen, Ratschläge zur Erholung zu geben und die Bereitschaft zum körperlichen Training zu bestätigen.

In unseren internen Vergleichsmessungen hatte der Ring eine erstaunliche Korrelation mit medizinisch genau gemessenen Schlafdaten. Zu diesem Ergebnis kam auch eine internationale Forschergruppe aus Amerika, Australien und Südafrika.[19] Damit ist der Oura-Ring dem klassischen Pulsgurt überlegen. Denn diese Gurte werden in der Nacht oft als unangenehm bewertet und tasten den Herzschlag für eine genaue Bestimmung der RR-Intervalle nicht mit der nötigen Frequenz ab. Die Pulsgurte sammeln die Daten mit einer Frequenz von 60 Hertz (Hz). Um aber ein halbwegs genaues Bild der Herzfrequenzvariabilität zu bekommen, benötigen wir mindestens 250 Hertz oder noch besser 500 Hertz. Diese medizinisch genauen Daten liefern die aktuelle Generation EKG-Recorder. Die wasserdichten EKG-Rekorder Bittium Faros 180 und 360 ermöglichen zusammen mit einer Patch-Elektrode Langzeit-EKG-Aufnahmen für jeweils drei bis sieben Tage. Dabei können die Patienten und Sportler körperlich aktiv sein, Sport treiben und duschen, ohne den Rekorder zu entfernen oder die Aufnahme stoppen zu müssen.

Bevor Sie sich ein Wearable zulegen, sollten Sie sich zunächst informieren, mit welcher Technologie und mit welchen Sensoren die Auswertungen zustande kommen. Nicht nur die verwendete Messmethode, sondern auch die gezielte Auswahl der Algorithmen bestimmt die Aussagekraft der Schlaf- und Regenerationsanalysen. Je automatisierter die Datenerfassung erfolgt, desto besser. Sie sollten zudem in der Lage sein, auch nachträglich Änderungen an Start- und Stopp-Zeiten vornehmen zu können. Je angenehmer und je weniger invasiv die Messmethode ist, desto wahrscheinlicher wird es sein, dass Sie das Wearable auch noch nach drei bis vier Wochen verwenden.

Intelligente Matratzen

Messinstrumente können aber nicht nur im Smartphone oder in einem Armband verbaut sein, sondern auch direkt in der Schlafunterlage. Hier gibt es »intelligente« Matratzen und Matratzenauflagen. Sie zeichnen ebenfalls das Schlafverhalten auf und liefern am nächsten Morgen einen Bericht via App. Dieser Bericht umfasst beispielsweise Informationen zu Schlafqualität, Schlafdauer, Herzschlag, Atmung und Schlafumgebung sowie Temperatur und Luftfeuchtigkeit. Zudem ist bei einigen Modellen ein Wecker integriert, der morgens das Aufstehen erleichtern soll. Manche dieser Unterlagen besitzen sogar eine Heizfunktion.

Auch die bisweilen sehr teuren Matratzen und Matratzenauflagen haben das bereits beschriebene Problem, nämlich dass die erfassten Parameter wie Körperbewegungen oder Herzfrequenz nur indirekte – und damit sehr grobe – Anhaltspunkte zur Schlafqualität liefern.

Smart Pillows

Zu den modernen Einschlafhilfen zählen auch *Smart Pillows* – also »intelligente« Kopfkissen. Diese enthalten viele verschiedene Funktionen. Meist verfügen sie über eingebaute Lautsprecher, über die sich zum Beispiel sanfte Einschlafmusik hören lässt. Ein Einschlaftimer sorgt dafür, dass die Musik nach einer Weile von allein ausgeht. Eine Zusatzfunktion kann auch ein »Schnarch-Stopp« sein. Mit einem eingebauten Mikrofon werden Schnarchgeräusche aufgenommen. Dies führt dazu, dass das Kissen leicht vibriert und so das Schnarchen stoppen soll. Außerdem besitzen diese Kissen oftmals eine Tracking- und eine Smart-Alarm-Funktion.

Ganz grundsätzlich muss sich ein Kissen zunächst für die eigenen Bedürfnisse (wie Schlafposition, Beschwerden oder Materialvorlieben) eignen. Smarte Zusatzfunktionen sind zwar ein mögliches Plus, machen aber aus einem unpassenden Kissen noch keine geeignete Unterlage. Zudem sollte das Schlafzimmer aus unserer Sicht eigentlich ein Bereich sein, indem elektronische Geräte keine Rolle spielen.

Viele der genannten Funktionen eines Smart Pillows (zum Beispiel Musik, Wecker oder Tracker) sind im Übrigen auch separat erhältlich. Als Entscheidungsgrundlage für den Kauf eines Kissens sollten sie daher nicht herangezogen werden.

Schlafmetronome

Schlafmetronome erzeugen mittels Lichtquelle oder sanften Tönen einen bestimmten Rhythmus. Diesem Rhythmus soll man während des Einschlafens mit der Atmung folgen. Dahinter steckt folgender Wirkmechanismus: Langsames und ruhiges Atmen versetzt das autonome Nervensystem in einen Ruhezustand. So werden beispielsweise Herzfrequenz, Blutdruck und Sauerstoffverbrauch geringer. Dies kann das Einschlafen fördern, mit demselben Mechanismus wie bei den Atemübungen.

Schlafmetronome sind eine gute und wirksame Alternative zu Atemübungen. Wenn Sie sich Übungsabfolgen der Atemtechniken nicht merken können oder diese seltsam finden, dann erhalten Sie mit einem Metronom eine weitere Möglichkeit, über eine ruhige und rhythmische Atmung schneller einzuschlafen.

Schlaf-Apps

Natürlich gibt es auch diverse Apps, die das Einschlafen erleichtern sollen. Zum einen lassen sich mit Apps die Bildschirmhelligkeit von Smartphones und Tablets regulieren und der Blauanteil des Bildschirms reduzieren. Letzteres schont die Augen und verhindert die Unterdrückung der Melatoninproduktion. Dies begünstigt schnelleres Einschlafen.

Andere Apps wollen das Einschlafen »aktiv« erleichtern. Hierzu zählen Anwendungen, die mehr Achtsamkeit in den Alltag bringen und bei der aktiven Entspannung unterstützen. Diese Apps helfen beispielsweise beim Erstellen von Ritualen und erinnern daran, diese auch einzuhalten. Außerdem bieten sie angeleitete Meditationen, Yogakurse, Fantasiereisen, autogenes Training oder auch Musik zum Entspannen.

Die Bewertungen aus den verschiedenen App-Stores können einen Hinweis geben, inwiefern die Nutzer von solchen Entspannungs- oder Achtsamkeits-Apps profitieren. Einige Lösungen (wie zum Beispiel *Headspace* oder *Primed Mind*) sind aus unserer Sicht tatsächlich interessant und können Ihnen weiterhelfen.

Schlafrucksack

Das Schlafen in Rückenlage löst bei vielen Menschen Schnarchen aus. Dies lässt sich durch eine Art Rucksack, den man beim Schlafen trägt, verhindern. Dieser ist mit leichten aufblasbaren Kissen gefüllt, sodass die Rückenlage unbequem wird und man unweigerlich eine andere Schlafposition wählen muss.

Hier müssen Sie sich keine speziellen und teuren Produkte anschaffen. Hausmittel reichen völlig aus, um als schnarchende Person das Schlafen auf dem Rücken zu vermeiden. So erfüllt quasi jeder kleine Rucksack, den man beim Schlafen trägt, den gleichen Zweck. Ähnlich effektiv, aber deutlich kleiner ist auch ein Tennisball, den man in den Rücken eines Pyjama-Oberteils einnähen kann. Auch längliche Still- beziehungsweise Seitenschläferkissen können als Barriere genutzt werden, da sie ein Umdrehen auf den Rücken erschweren.

Smarte Wecker

Das Aufwachen beziehungsweise Aufstehen können unterschiedliche Arten von Weckern erleichtern. Smarte Wecker zielen darauf ab, uns während einer Leichtschlafphase zu wecken. Dies soll bewirken, dass wir nach dem Aufwachen frisch und munter anstatt gerädert und schlaftrunken sind. Zunächst legen Sie fest, in welchem Zeitraum Sie geweckt werden möchten. Stellen Sie den

Wecker auf zwischen sieben Uhr und acht Uhr ein, weckt Sie der smarte Wecker spätestens um acht Uhr – komme, was wolle! In der Stunde zwischen sieben Uhr und acht Uhr jedoch sucht sich der intelligente Wecker den «smartesten« Zeitpunkt. Diesen erkennt er anhand Ihrer Bewegungsgeräusche, die in Leichtschlafphasen häufiger vorkommen als im Tiefschlaf.

Der Ansatz ist grundsätzlich gut. Viele solcher Wecker funktionieren in der Regel schon recht zuverlässig, wenngleich es auch hier deutliche Preis- und Qualitätsunterschiede gibt.

Lichtwecker

Licht am Morgen kommt gerade in der dunklen Jahreszeit viel zu kurz. Ein Lichtwecker, dessen Lichtspektrum jenem des Tageslichts nachempfunden ist, kann nicht nur für ein entspanntes Aufwachen sorgen, sondern uns auch gleich mit der ersten Portion Licht versorgen. Diese morgendliche Lichtexposition wirkt sich positiv auf unsere Stimmung aus, was mehrere Studien bestätigt haben.

Die Funktionsweise eines Lichtweckers ist denkbar einfach: Anstatt zu einer bestimmten Uhrzeit zu klingeln, beginnen Lichtwecker meist dreißig Minuten vor dem von Ihnen gewünschten Weckzeitpunkt zu leuchten. Sollten Sie hiervon nicht aufwachen, haben die meisten Geräte sicherheitshalber noch einen akustischen Wecker integriert.

Lichtwecker können dabei helfen, das natürliche Aufwachen zu unterstützen. Vor allem in völlig abgedunkelten Zimmern können sie ihre Wirkung entfalten. Allerdings helfen sie ausgeprägten Spättypen (Eulen) nur bedingt, da diese in den frühen Morgenstunden grundsätzlich Anlaufschwierigkeiten haben.

Es gibt eine Vielzahl von unterschiedlichen Schlafhelfern. Keiner davon ist grundsätzlich zu verteufeln. Jedoch wird der größte Teil von Schlafproblemen durch Dinge verursacht, die sich in unserem Kopf abspielen oder aus unserem Verhalten beziehungsweise unserer Schlafumgebung resultieren. Die vorgestellten Helfer setzen nur selten an den wahren Ursachen von Schlafproblemen an, weswegen sie ihre erhoffte Wirkung allzu oft verfehlen.

3 WIE

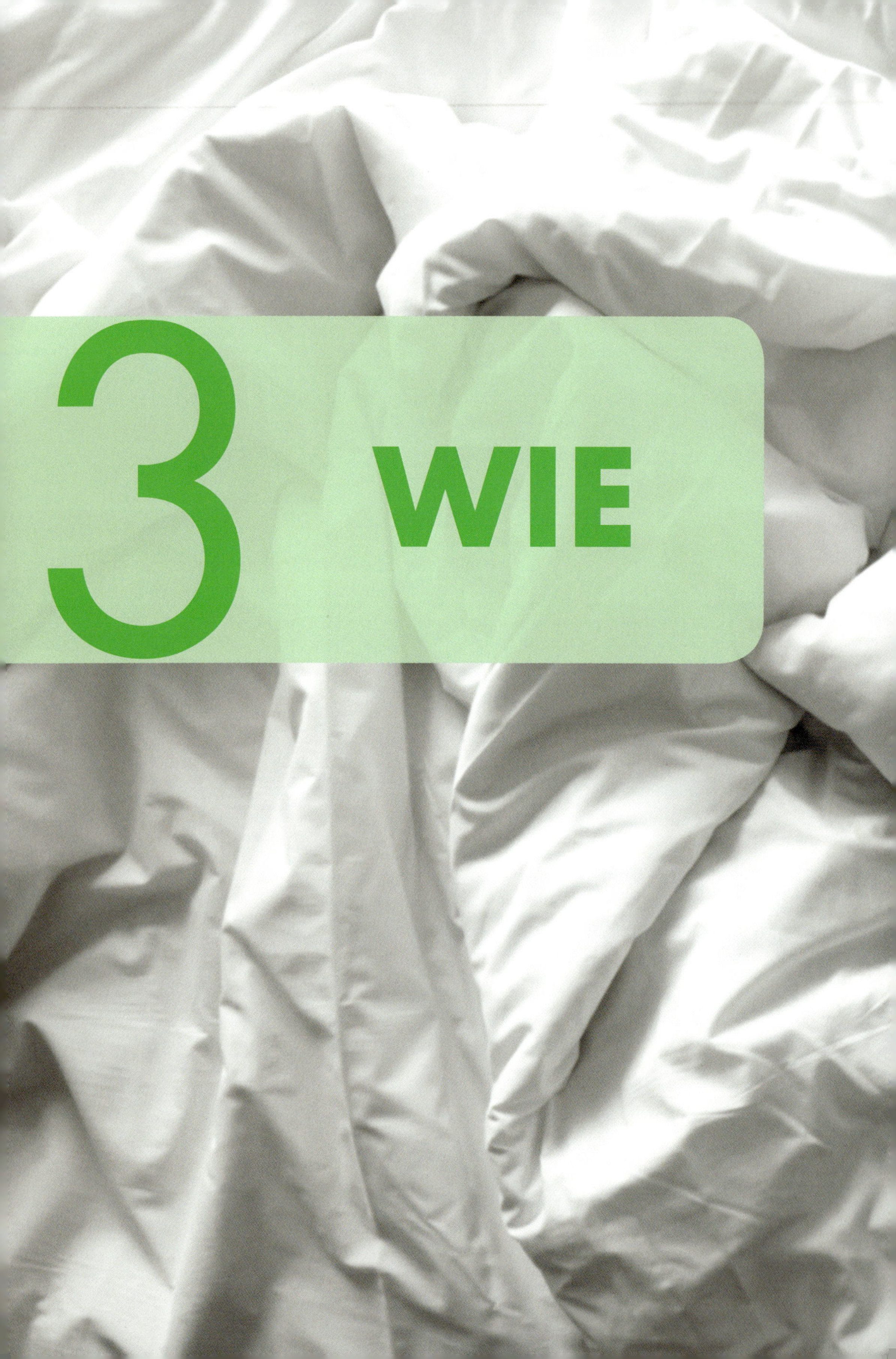

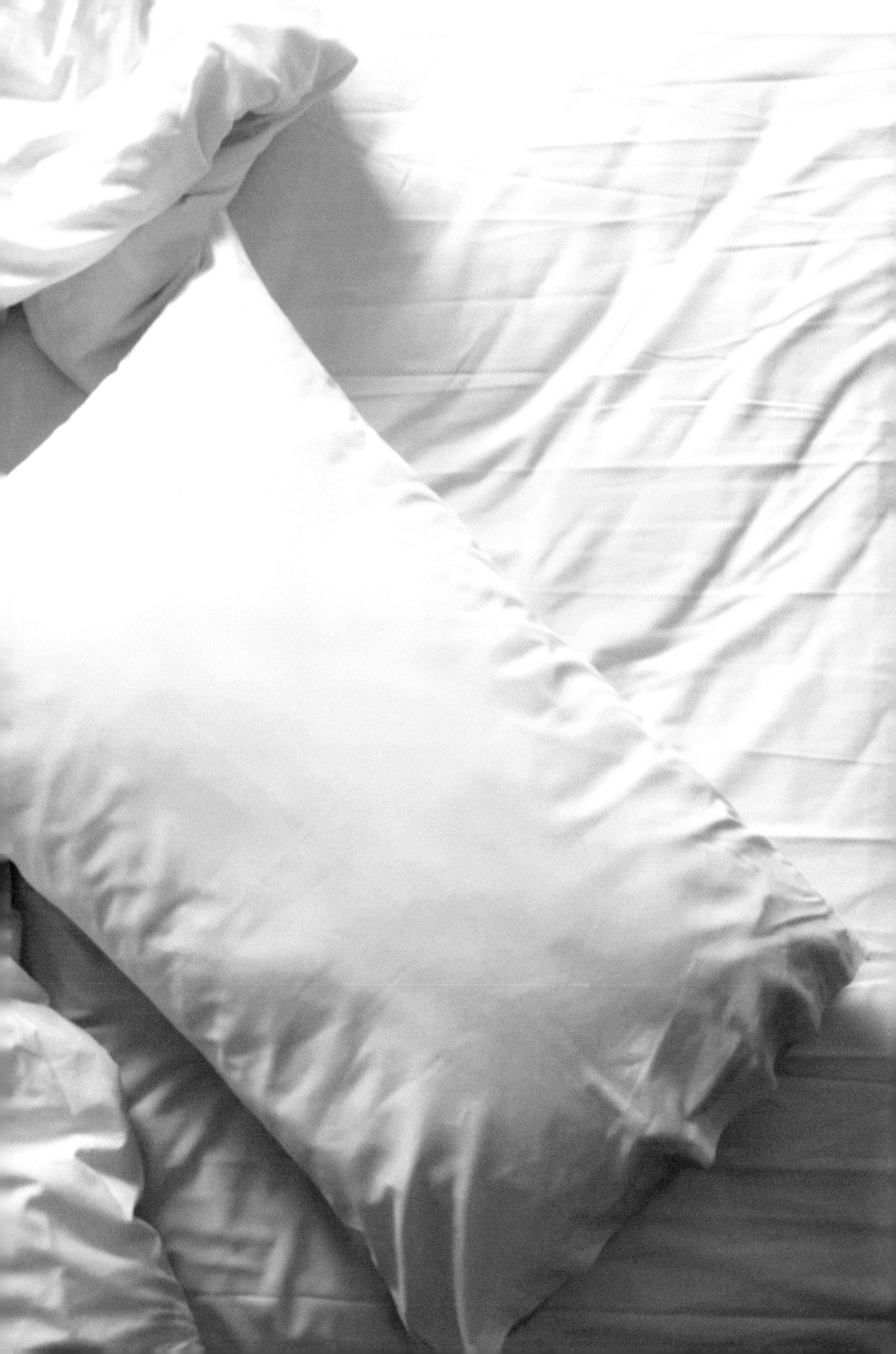

RECOVERY-ROUTINEN VON SPITZENSPORTLERN

Es geht nicht darum, dass Sie die Regenerations-Tools und Einheiten als To-do-Liste betrachten, die Sie abarbeiten müssen. Sehen Sie in den Erholungstipps, die wir Ihnen erläutern, auch nicht eine zusätzliche Trainingseinheit, denn das wird Ihren Terminkalender noch voller machen und Sie letztendlich nur noch mehr überfordern. Überlegen Sie sich stattdessen, was Sie in Ihren Alltag oder in schon bestehende Abläufe zunächst einmal leicht und einfach integrieren können.

Wir wollen, dass Sie selbst zu der Überzeugung kommen, wie wichtig Erholung für Sie ist und dass Sie diese auch benötigen. Ganz egal, was andere darüber denken. Heute gibt es die Einstellungen der Babyboomer-Generation und Generation X, die glauben, viel und lange zu arbeiten ist das, was den (Wert eines) Menschen ausmacht, und wer Ruhepausen einlegt, ist nicht leistungsfähig. Doch dies wird immer wieder durch Studien widerlegt.[20]

Viele der Tools und Strategien, mit denen im Spitzensport experimentiert wird, gelangen schon nach kurzer Zeit in den Fokus der breiten Masse. Vielleicht können Sie sich noch daran erinnern, wie sich die Medien im Vorfeld der Fußball-WM 2006 darüber lustig machten, dass die Nationalmannschaft plötzlich Gymnastik mit Gummibändern machen musste und zwei Jahre später Selbstmassagen mit der Faszienrolle durchführte. Keine zehn Jahre später wurden beide Neuerungen, die zunächst zur Belustigung der Massen beigetragen hatten, sowohl von Breitensportlern als auch von Menschen mit Beschwerden des Bewegungsapparates sehr gut angenommenen und sind mittlerweile Verkaufsschlager.

Seien also auch Sie offen für die in den folgenden Abschnitten genannten Methoden. Im Spitzensport entscheiden sich nicht alle Athleten für exakt diese Maßnahmen, sondern jeder Athlet experimentiert mit den Methoden für sich und integriert diejenigen in den Alltag, die ihm einen Mehrwert liefern.

REGENERATION IM PROFIRADSPORT WÄHREND DER TOUR DE FRANCE

Die Tour de France ist das größte Radrennen der Welt und führt seit mehr als 100 Jahren in drei Wochen quer durch Frankreich. Dabei bewältigen die Fahrer täglich bis zu 220 Kilometer bei sengender Hitze im Sattel, erklimmen Pässe auf über 2000 Metern Höhe und haben zwischen Etappenziel am Abend und Etappenstart am Morgen nur wenig Zeit, sich auszuruhen.

Wie diese wenige Zeit zur Erholung sinnvoll genutzt wird und welche Regenerationsstrategien die Teams und Fahrer einsetzen, erklärt Mediziner Jan-Niklas Droste. Er ist Teamarzt bei der WorldTour-Equipe Bora-hansgrohe und begleitet die Fahrer täglich bei der Tour de France.

»Regeneration spielt im Hochleistungsradsport eine zentrale Rolle. Der Regenerationssteuerung ist in den letzten Jahren eine zunehmende Bedeutung für Erfolg und Misserfolg zugesprochen worden. In Zeiten, in denen der Fokus zunehmend auf Marginal-Gains liegt, also kleinen und kleinsten Details, deren Beachtung im Einzelnen teils nur unmerkliche Verbesserungen der athletischen Leistung ermöglichen, geht von diesen in Summe ein doch nicht unerhebliches Potenzial aus. Betrachten wir die in der Weltspitze ungemein hohe Leistungsdichte, bedeutet dies nicht selten die Hoffnung auf den Wimpernschlag, der zwischen Sieg und Niederlage entscheidet.

Regeneration ist ein Überbegriff, der in aller Munde ist – aber was ist das eigentlich? Der Begriff leitet sich vom lateinischen Wort *regeneratio* ab, was eigentlich »Wiedergeburt« bedeutet. Im Profisport gehen wir aber weiter. Ziel der Regeneration ist, nicht nur die Leistungsfähigkeit wiederherzustellen, sondern auch eine Schlüsselfunktion in der grundsätzlichen Ermöglichung von Leistung einzunehmen. Bei der Betrachtung eines Athleten ist Leistung entsprechend nicht von Regeneration zur trennen, Training nicht von Erholung und die gezielte Planung von Reizen oder Stressoren nicht von deren gezieltem Ausgleich.

In den vergangenen Jahrzehnten haben wir im Hochleistungssport immer wieder Trends beobachtet, die ›das perfekte Regenerationskonzept‹ versprochen haben. Eine differenzierte Betrachtung, wie zum Beispiel im Rahmen der RegMan-Untersuchung, zeigt vor allem eins: Die Eier legende Wollmilchsau gibt es nicht. Regeneration ist hochindividuell und muss immer athletenspezifisch und situationsabhängig gesteuert werden. Im Profiradsport haben wir bei Veranstaltungen wie der Tour de France besondere Rahmenbedingungen. Es gibt kein Trainingscenter und kein lokales Netzwerk, auf das wir zurückgreifen können. Der Tour-Tross wechselt in der Regel täglich das Hotel und damit eröffnen sich neue Herausforderungen ans Belastungsmanagement. Wir differenzieren zunehmend weniger zwischen Regenerationszeiten und Belastungszeiten, da unserer Meinung nach damit eine Wertung und Verschiebung der Aufmerksamkeit für ganz essenzielle Bausteine des Belastungsmanagements des Athleten verloren geht. Besinnen wir uns auf das Kernziel für eine erfolgreiche Leistung über einen Zeitraum von mehr als drei Wochen, dann gilt es, in diesem Zeitraum grundsätzlich bestmögliche Rahmenbedingungen zu schaffen, die dies ermöglichen – und das gilt eben auch für die Zeit auf dem Rad, während der Etappe.

Für eine konstante Leistungsfähigkeit auf Weltklasseniveau benötigen wir folgende Bausteine: Der Athlet muss über den Zeitraum gesund sein, wir müssen ein stabiles Energieniveau sicherstellen, der Athlet muss muskuloskelettal eine fortschreitende Erschöpfung vermeiden und – ganz entscheidend – psychisch und emotional ausgeglichen sein. Um diese vier Säulen zu ermöglichen, beginnt die Arbeit in der Regel nicht erst bei Anreise zur Tour de France, sondern greift auf eine monatelange Vorbereitung zurück, in der ein interdisziplinäres Team aus Sportwissenschaftlern, Ernährungsberatern und Ärzten gemeinsam mit dem Athleten ein individuelles Regenerations- und Belastungsmanagement erarbeitet. Vor Ort wird dann nur noch – je nach Rahmenbedingungen – eine Entscheidung getroffen, ob der ›Parcours‹, den der Athlet durchläuft, angepasst werden muss. Denn wenn ein Plan für den Athleten zum Stressor wird, verzichten wir lieber darauf, da die eigentliche Aufgabe in diesem Fall sowieso nicht mehr erfüllt werden kann.

Beispielhaft beginnt der Tag eines Athleten nach einer ausreichenden Ruhezeit, die wenn möglich ohne große Abweichungen von der gewohnten zirkadianen Rhythmik des Sportlers liegt. Eine morgendliche Gewichtskontrolle, Herzfrequenzvariabilitätsmessungen und einzelne Biomarker-Erfassungen bilden damit den Start in den Tag. Anschließend geht es zum Frühstücken in den Kitchen-Truck. Hier wartet ein hochwertiges, frisches und bedarfsorientiertes Frühstück, das individuell vom Koch für die Sportler zubereitet wird. Die Mahlzeiten werden bewusst im Kitchen-Truck durchgeführt, da die Athleten hier einen Raum haben, in dem sie ungestört essen können. Der Wert einer hochwertigen Mahlzeit in der Gruppe ohne große Ablenkungen spielt dabei in unserem Team eine zentrale Bedeutung und damit nimmt der Kitchen-Truck die Funktion des ›Herzens‹ des Teamlebens ein. Das Was und Wieviel der Nahrungszufuhr ist nur ein Faktor der Ernährung. Eine gute, sportspezifische Ernährung ist eine extrem entscheidende Komponente für sportliche Leistungsfähigkeit – Ernährung ist aber darüber hinaus eben auch psychische Befriedigung, Belohnung und, wenn nötig, dient sie auch zum Stressabbau. All diese Komponenten gilt es zu beachten.

Im Anschluss geht es Richtung Start. Eine Zeit, die für Gespräche im Bus genutzt werden kann, die Athleten aber auch für sich selbst nutzen, um sich zu zentrieren und vor dem Sturm nochmals innere Ruhe einkehren zu lassen. Spätestens beim Eintreffen am Startort ist der Sportler dann nämlich nicht mehr nur der Mensch, sondern auch der Held, der lustige Interviewpartner und der Showman. Während des Rennens gilt es, bei einer Grand Tour mit den Energieressourcen bewusst umzugehen. Die Nahrungs- und Getränkezufuhr ist für jede Etappe im Vorfeld kalkuliert, sodass der Athlet mit einem Plan an den Start gehen kann, ohne sich den Kopf darüber zerbrechen zu müssen, was er wann und wie viel zuführen muss. Hierbei wird eine Etappe nicht isoliert betrachtet. Um nach dem Rennen schnellstmöglich wieder erholt zu sein, versuchen wir auch an vermeintlich ruhigen Tagen mit einem möglichst hohen Füllungszustand der Energiespeicher im Ziel anzukommen.

Spätestens beim Überqueren der Ziellinie beginnt dann das, was wir uns als klassische Regeneration vorstellen. Ein Spezialgetränk wird noch an der Ziellinie gereicht, um bereits vor dem Eintreffen am Bus die ersten notwendigen Bausteine für eine Regenration der muskulären und energetischen Defizite auszugleichen. Nach einer Zeit der aktiven Regeneration auf dem

Rollentrainer geht es dann in den Bus und unter die Dusche. Wir alle kennen das Gefühl nach einem belastenden Tag unter der Dusche, all das, was noch an uns haftet, ›abzuspülen‹ – genau das passiert auch bei den Athleten.

Im Anschluss wird ein leicht bekömmliches warmes Essen gereicht, das neben komplexen Kohlenhydraten auch Proteine und Fette enthält. Danach geht es in die Eishose, die neben einer milden Kompression die Temperatur der Beine auf acht bis zwölf Grad reduziert und damit den Effekt der Eistonne für mobile Bedingungen simuliert. Insbesondere bei sehr warmen Temperaturen gilt es, zudem über Urinuntersuchungen direkt vor Ort das Ausmaß einer möglichen Dehydration abzuschätzen und die Menge an über den Abend zuzuführender Flüssigkeit festzulegen.

Im Hotel angekommen warten Masseure und Physiotherapeuten auf den Sportler und kümmern sich – neben der Pflege der Muskulatur und der Behandlung von überbeanspruchten Strukturen mit verschiedensten physikalischen Therapiemaßnahmen wie Ultraschall, Elektrotherapie, Laser und Stoßwelle – auch um die Seele. Der Effekt einer Massage konnte in Studien nicht abschließend belegt werden. Das Wohltuende einer menschlichen Berührung und die Auszeit des geschützten Rahmens in vertrauter Atmosphäre sind jedoch nicht zu vernachlässigen.

Der offizielle Abschluss des Tages findet wieder im Kitchen-Truck statt, in dem sich die Fahrer zu einem gemeinsamen Essen einfinden. Das bietet die Möglichkeit, die noch kreisenden Gedanken zum vergangenen Renntag gemeinsam zu sortieren, aber eben auch über ganz andere Themen zu reden. Schließlich besteht das Leben auch während der Tour de France aus mehr als zwei Rädern.«

REGENERATION IM PROFIEISHOCKEY

Eishockey ist eine der schnellsten Mannschaftsportarten der Welt. Die Athleten bewegen sich mit bis zu 50 Kilometer pro Stunde auf dem Eis. Diese unvorstellbaren Leistungen sind nur möglich, da die Spieler jeweils nur 30 bis 60 Sekunden am Stück auf dem Eis sind. Danach bekommen sie wieder eine kurze Verschnaufpause auf der Bank. Von den insgesamt 60 Minuten Spielzeit verbringen die Spieler etwa 20 Minuten auf dem Eis – immer Vollgas. Im Gegensatz zum Fußball ist es für Eishockeyspieler Alltag, dass sie zweimal pro Woche Spiele absolvieren – »englische Wochen« sind also die Norm. Die Profiliga DEL spielt 52 Saisonspiele zuzüglich Playoffs. In der amerikanischen Profiliga NHL sind es sogar 82 Spiele in der regulären Saison.

Die Spieler sind also einer etwa 50 Prozent höheren Belastung in der Saison ausgesetzt als viele Profifußballer. Eine optimale Regeneration ist daher eine Grundvoraussetzung für den Erfolg im Eishockey.

SO REGENERIERT KORBINIAN HOLZER, NATIONALSPIELER UND NHL-PROFI

1. Flush Ride (um das angefallene Laktat schneller abzubauen) auf dem Spinning Bike:
   - Dauer: 9 Minuten
   - 3 Minuten auf hoher Wattzahl (300–400 Watt mit niedriger Trittfrequenz von 30–50 rpm)
   - 2 Minuten *easy Spin* (etwa 120–150 Watt mit hoher Trittfrequenz 90+ rpm)
   - 2 Minuten auf hoher Wattzahl (300–400 Watt mit niedriger Trittfrequenz von 30–50 rpm)
   - 2 Minuten *easy Spin* (etwa 120–150 Watt mit hoher Trittfrequenz 90+ rpm)
2. Statisches Stretching
   - Dauer: etwa 15–20 Minuten total
   - Mit Hilfsmitteln, zum Beispiel Stretch-Band
3. Normatec Compression (gepulste Kompression)
   - Dauer: 15–20 Minuten
4. Wechselwarme Wasseranwendungen (Kältebecken und Wärmebad)
   - 3 Minuten Cold Tub
   - 3 Minuten Steam/Hot Tub
   - 3–5 Runden, immer mit kalt enden

   Oder nur Cold Tub: 8–10 Minuten Kältebecken
5. Supplement-Strategie
   - Elektrolyte-Brausetabletten
   - Rote-Beete-Pulver
   - Aminosäuren
   - Eiweißshake nach dem Training und Wettkampf

VON PROFIS LERNEN

»Trainieren wie ein Profi« – dieses Motto klingt verlockend. Darauf schauen, auf was Spitzensportler in Training und Wettkampf vertrauen, und dann dasselbe machen. Der Erfolg gibt den Profis Recht. Eine bessere Blaupause für uns Hobbysportler gibt es ja wohl nicht, oder?

Oh doch! Erstens: Kein gut betreuter und gecoachter Profi trainiert, ernährt und erholt sich nach Schema F. Alle haben ihre ganz persönlichen Pläne, Einheiten und Tools. Denn jeder reagiert unterschiedlich auf Reize – Profis wissen das. Das dürfen Sie gerne übernehmen. Zweitens: Ein Profi führt schon von Kindheit an ein ganz anderes Leben als Sie. Wenn Sie versuchen, ihn zu kopieren, würden Sie sich überfordern. Genauso wie kein Profisportler Ihren Job genauso gut machen könnte wie Sie selbst. Wetten?

Natürlich erklären wir Ihnen in diesem Buch Regenerationseinheiten aus dem Profisport, weil wir davon überzeugt sind, dass diese funktionieren. Aber nur dann, wenn Ihre persönliche Infrastruktur und Ihre innere Einstellung damit in Einklang zu bringen sind. Der Begrenzer von alldem sind letztendlich Sie – in jeglicher Hinsicht.

Von den Besten der Besten kann man viel lernen, das ist unbestritten. Aber der Transfer in unseren Alltag und unsere Lebensumstände ist dabei zu berücksichtigen. Und damit die Frage: Was ist für uns ganz persönlich möglich? Wir müssen uns eingestehen, dass unsere Ressourcen begrenzt sind, und sollten daher die Ziele nicht zu hochstecken, sondern ganz langsam Schritt für Schritt starten. Wer beispielsweise mit dem Laufen beginnen will, sollte sich als Ziel setzen, fünf Kilometer ohne Pausen locker laufen zu können. Der erste Schritt, um das zu erreichen, könnte beispielsweise sein, zunächst 30 Minuten locker zu joggen und den Lauf immer wieder mit Gehpausen zu unterbrechen. Sehen wir uns dagegen gleich beim Marathon am Start und legen mit einem einstündigen Dauerlauf los, werden wir aller Voraussicht nach scheitern und auf jeden Fall unserer Gesundheit nichts Gutes tun. Wir befinden uns, was den Sport betrifft, gegenüber Eliteathleten im Nachteil. Wir haben erstens nicht deren Talent, zweitens betreiben wir den Sport nicht von Kindesbeinen an drei- bis fünfmal die Woche und drittens ist es nicht unser Beruf. Wir können uns aber bestimmte Verhaltensweisen, Routinen und Rituale anschauen und überlegen, wie wir sie auf unsere Ansprüche übertragen können.

Bevor wir mit Nahrungsergänzungsmitteln herumexperimentieren, sollten wir erst einmal unsere Basisernährung auf Wertigkeit überprüfen. Bevor wir alle Daten unseres Laufs auswerten und hochladen, sollten wir kontinuierlich drei- bis viermal die Woche joggen. Bevor wir aerodynamischen Schnickschnack an unser Rennrad anbauen, sollten wir unseren Rücken so trainieren, dass wir die windschlüpfigen Positionen auch dauerhaft fahren können. Diese Basics klingen einerseits ernüchternd und entzaubern auch ein wenig den Spitzensport, andererseits sind Leistungssteigerungen auf Hobby- und Amateurniveau mit ganz einfachen Mitteln möglich.

Es gibt aber auch Profirituale, die wir sofort übernehmen können. Sie sind ziemlich einfach zu erklären, dafür aber dauerhaft doch schwierig umzusetzen. Fragen Sie mal die besten Rennradfahrer, wann diese zuletzt einen Schokoriegel oder Chips gegessen haben und wie lange Phasen andauern, in denen sie darauf verzichten. Nur nach der Saison erlauben sich die Besten der Besten solche Sünden – und der Zeitraum dauert maximal einen Monat. »Stop doing the stupid things« – das können wir von Profis lernen. Kein Junkfood essen und auf Limonaden verzichten, genug Wasser trinken, ausreichend schlafen, Ziele realistisch setzen. Die Auflistung könnte diese Seite füllen. Komischerweise brauchen wir keine Profiratschläge, um zu wissen, was schlecht für uns ist.

Beobachten Sie doch für den Anfang einfach mal ein paar Tage in Ihrem Leben – Schlaf, Ernährung, Arbeit, Privatleben und andere Bereiche. Was davon war unklug oder unnötig? Bis abends um neun Uhr drei Liter Kaffee getrunken, nur fünf Stunden Schlaf gehabt, aus Frust oder Lust mal schnell eine Tafel Schokolade »inhaliert«? Gehen Sie in Ihrer Analyse noch einen Schritt weiter: Waren dies einmalige Vorfälle oder erkennen Sie darin ein Muster? Dann versuchen Sie, diese Dinge zu reduzieren oder zu ersetzen. Trinken Sie den Kaffee aus Genuss oder Gewohnheit? Drei Liter bis abends um neun – das spricht für Gewohnheit. Setzen Sie stattdessen auf »weniger ist mehr« und trinken Sie die letzte Tasse am Mittag. Und wenn wir gerade dabei sind: Guter Kaffee braucht weder viel Milch noch Zucker. Hier sprechen wir Sie direkt an. Lassen Sie uns einen Deal machen: Der erste Kaffee des Tages ist ein Ritual, für den Rest des Tages trinken Sie wirklich nur noch guten Kaffee – entweder einen Espresso oder einen handaufgebrühten Filterkaffee, maximal mit einem kleinen Schuss Milch, bei beiden kommt der Geschmack ohne Zucker besser zur Geltung. Ab 14 Uhr ist Schluss damit. Wasser tut es auch.

Kennen Sie Folgendes: Bis spät in die Nacht gearbeitet? Vergleichen Sie solche Tage und den darauffolgenden Morgen mit Tagen, an denen Sie früher den Stift haben fallen lassen und nicht vom Schreibtisch direkt ins Bett gekrabbelt sind. Nach langen Arbeitsnächten fühlt sich der Morgen irgendwie gebremst an – nichts geht uns leicht von der Hand, unser ganzes Handeln und auch die Hirnaktivität scheint verlangsamt. Leistungsfähig fühlt sich anders an. Sie erkennen, Sie haben durch die Verlängerung des Arbeitsages nichts gewonnen. Und glauben Sie uns, je älter sie werden, desto schlimmer wird der morgendliche Working-Kater. Wir können unser Herz und unser Hirn nicht dauerhaft überlasten.

Für Ihre Regeneration brauchen Sie Ihre eigene, ganz individuelle Strategie – genauso wie für Mitarbeiter- und Gehaltsgespräche, Business-Pläne, Verhandlungen und vieles weitere, was sie in Ihrem Job tagtäglich machen. Sie haben dort keine? Doch, haben Sie bestimmt. Das kommt Ihnen vielleicht nicht so vor, weil aus Ihren Strategien mittlerweile Routinen geworden sind – und das ist gut so! Wenn Sie das verinnerlicht haben, werden Ihnen viele dieser kleinen Umstellungen gar nicht so schwierig vorkommen. Denn es lohnt sich. Teilweise werden Sie bereits nach wenigen Tagen merken, dass Sie besser schlafen, weniger Heißhungerattacken bekommen und leistungsfähiger sind. Nach zwei, drei Wochen werden Sie spüren, dass Ihre Beine nach dem Sport nicht mehr ganz so schwer sind und dass Sie beim Spielen mit Ihren Kindern nicht nach zehn Sekunden nach Luft japsen. Sie bekommen – so abgedroschen es klingt – ein neues, frischeres Lebensgefühl. Dafür lohnt es sich doch, kurz innezuhalten und zu reflektieren, wie Ihre Tage so aussehen und wo Sie selbst Verbesserungspotenzial entdecken.

Der Weg zur perfekten Regeneration und zu Höchstleistungen geht über vier verschiedene Wege. Passive und aktive Regeneration sowie Verhältnisveränderungen und Verhaltensänderungen. Und damit wir die Veränderungen auch belegen können, raten wir Ihnen dringend dazu, anfangs ein Schlaftagebuch zu führen.

SCHLAFTAGEBUCH

Das Schlaftagebuch hilft dabei, Zusammenhänge zwischen Ihrem Schlaf, Ihren Routinen und Ihrem Befinden aufzudecken. Es ist somit ein wichtiges Instrument auf der Suche nach den Ursachen für Schlafprobleme. Wenn Sie das Schlaftagebuch vollständig ausgefüllt haben, liefert es Ihnen schnell Hinweise, an welchen Stellschrauben Sie drehen können, um Ihren Schlaf zu optimieren.

- **Einschlafzeit:** Sie leiden vermutlich unter einer Einschlafstörung, wenn Sie regelmäßig länger als 30 Minuten zum Einschlafen brauchen. Gründe hierfür können eine tagsüber eingeschobene Schlafpause oder eine für Ihren Chronotyp unpassende Zubettgehzeit sein.
- **Mittagsschlaf:** Sehen Sie sich die Tage an, an denen Sie einen Mittagsschlaf gehalten haben. Gibt es hier Auffälligkeiten bei der Einschlafdauer oder bei Wachzeiten in der darauffolgenden Nacht? Wenn Ja, sind Nickerchen für Sie leider nicht geeignet. Zu sehr reduziert eine Schlafpause in diesem Fall die abends zum Einschlafen wichtige Müdigkeit. Vielleicht war der Mittagsschlaf aber auch einfach zu lang? Grundsätzlich gilt, dass Schlafpausen nicht länger als 15 Minuten sein sollten – und zwar ab dem Zeitpunkt des Einschlafens!
- **Zubettgeh- und Aufstehzeiten:** Sie haben bereits unseren Chronotypen-Test gemacht (siehe Seite 40)? Passen die Zubettgeh- und Aufstehzeiten zu Ihrem Chronotyp? Wenn nicht, sollten Sie ein für Sie besser geeignetes Zeitfenster wählen und sich unbedingt daran halten.
- **Alkoholkonsum:** Prüfen Sie, ob sich Zusammenhänge zwischen Alkoholkonsum am Vorabend, der Schafqualität in der Nacht und Ihrem Befinden am nächsten Morgen zeigen. Wir wollen niemandem zum Abstinenzler erziehen, aber ganz klar auf die negativen Auswirkungen von Alkohol auf den Schlaf hinweisen.
- **Stimmung und Leistungsfähigkeit:** Sie werden feststellen, dass Ihr Wohlbefinden unter einer schlechten Nacht leidet. Wichtig ist jedoch, dass Sie deshalb nie Druck aufbauen. Bleiben Sie möglichst entspannt, auch wenn es vielleicht leichter gesagt als getan ist. Außerdem sollten Sie für bestmögliche Schlafbedingungen sorgen und Störenfriede beseitigen. Ob unangenehme hohe oder niedrige Zimmertemperaturen, störender Lichteinfall durch das Schlafzimmerfenster oder Straßenlärm – vor all diesen Dingen können Sie sich schützen. Wie genau? Mehr auf Seite 125.
- **Schlafmittel und Medikamente:** Kontrollieren Sie, ob und inwiefern sich die Einnahme von Schlafmitteln oder anderen Medikamenten auf Ihren Schlaf beziehungsweise Ihr Befinden und Ihre Leistungsfähigkeit auswirkt. Halten Sie dazu am besten immer Rücksprache mit Ihrem Arzt. Falls Sie das Gefühl haben, dass Ihr Arzt in diesem Fall nicht kompetent genug

ist oder nicht ausreichend auf die Gefahren von Schlafmitteln hinweist, dann wechseln Sie unbedingt zu einem Experten.

- **Regelmäßigkeiten:** Checken Sie im Schlaftagebuch sehr genau Ihre Zubettgehzeiten und Aufstehzeiten. Hier gilt ganz klar das Motto: Je regelmäßiger, desto besser. Routinen und Rituale sind grundsätzlich ganz entscheidend für einen erholsamen Schlaf.
- **Wachzeiten im Bett:** Im Sinne der Stimuluskontrolle sollten Sie das Bett zeitnah verlassen, wenn Sie aufgewacht sind. Zum Ausruhen oder Fernsehschauen tagsüber ist die Wohnzimmercouch deutlich besser geeignet.
- **Auffälligkeiten:** Zeigen sich in Ihrem Schlaftagebuch hinsichtlich des Einschlafens, Durchschlafens oder Ausschlafens Auffälligkeiten, dann gilt es, diese genau zu bewerten, ohne panisch zu werden. Manche Ursachen hierfür lassen sich direkt im Schlaftagebuch erkennen, manche aber auch nicht. Hier bekommen Sie mit der Zeit ein gutes Gefühl für Probleme und deren Lösungen. Stellen Sie sich schon einmal auf den einen oder anderen Aha-Effekt ein.

Noch ein wichtiger Hinweis zum Abschluss: Bitte heben Sie Ihr ausgefülltes Schlaftagebuch gut auf. Der Wert Ihrer Aufzeichnungen ist enorm – für Sie selbst, aber auch für mögliche Beratungsgespräche.

SCHLAFEFFIZIENZ SELBST MESSBAR MACHEN

Wer ein Schlaftagebuch führt, kann seine Schlafeffizienz selbst berechnen. Darunter versteht man das Verhältnis aus tatsächlich geschlafener Zeit zur im Bett verbrachten Zeit. Hier ein Beispiel:

Wenn Sie beispielsweise acht Stunden im Bett lagen und davon nur fünf Stunden geschlafen haben, beträgt die Schlafeffizienz $5 : 8 \times 100 = 62{,}5$ Prozent. Auf dem Weg zu besserem Schlaf ist die Schlafeffizienz eine wichtige Größe. Sie spielt beispielsweise auch bei der Schlafrestriktion (siehe Seite 160) eine wichtige Rolle, wo zunächst die Bettzeit reduziert und der Schlaf dadurch komprimiert wird.

PASSIVE REGENERATION

Unter passiver Regeneration versteht man alle Techniken, bei denen man selbst körperlich nicht aktiv sein muss, man sich bei anderen in eine Behandlung begibt, man einfach mal eine Pause einlegt oder schläft. Das Repertoire reicht von der bei Fußballern so beliebten Eistonne bis zu mit Hightech veränderten Klangwelten. In diesem Kontext lassen sich folgende Arten und Techniken unterscheiden:

1. Strategische Ruhephasen
2. Recovery Shakes
3. Kryotherapie
4. Mittagsschlaf und Power Naps
5. Atemtechniken
6. Frequenzmodulation
7. Entspannung durch mechanische Stimulation der Haut
8. Kompression
9. Massagen

STRATEGISCHE RUHEPHASEN

Wir unterscheiden drei Arten, Ruhe zu empfinden: mentale Ruhe, soziale Ruhe und körperliche Ruhe. Mentale Ruhe bedeutet, sich auf eine strategische Art und Weise auf Ihre Umgebung zu konzentrieren. Techniken zur Steigerung der mentalen Ruhe geben Ihnen die Möglichkeit, schnell und effektiv Fokus und Konzentration wieder zu erlangen und jederzeit und überall entspannt und gelassen zu sein. Soziale Erholung bedeutet, neue Kraft aus sozialen Beziehungen zu ziehen, und sich somit zu entspannen und zu erholen. Körperliche Ruhe sind Phasen, in denen wir uns auf unseren Körper und seine einfachsten physiologischen Prozesse konzentrieren und bewusst Reize reduzieren. Dazu gehören Power Naps, Meditationen und Atemtechniken (siehe Seite 108).

Schlaf ist sicherlich die wichtigste Art der passiven Erholung. Für unseren Körper und Geist ist Schlaf extrem wichtig. Unser Körper braucht diese Zeit für Reparaturmechanismen und unser Geist nutzt sie für die Verarbeitung von Geschehnissen. Je mehr und je intensiver der Sportler trainiert, desto mehr Schlaf und Pause braucht er. Ein Nachmittagsschlaf kann hier sehr hilfreich sein. Die positiven Aspekte von Schlaf sind genauso zahlreich wie die negativen Konsequenzen von Schlafmangel. Neben der positiven Auswirkung auf den Allgemeinzustand führt eine angemessene Schlafdauer zu einem erhöhten Energielevel, einer verbesserten mentalen Wachheit und einer Steigerung Ihrer körperlichen Leistungsfähigkeit. Außerdem wird eine Verbindung zwischen ausreichend Schlaf und einem verlangsamten Alterungsprozess, einer Vorbeugung von Übergewicht und einem deutlich verringerten Risiko eines frühzeitigen Todes vermutet.

Zur Ruhe kommen, ausspannen, entschlacken und gleichzeitig abhärten: Sauna und Dampfbad beugen Muskelkater vor, trainieren das Gefäßsystem, stärken das Immunsystem, stabilisieren den Kreislauf, versorgen die Haut verstärkt mit Nährstoffen, bauen Stresssymptome ab und steigern das Wohlbefinden.

RECOVERY-SHAKES

Wer nach dem Sport schnell wieder fit werden will, sollte im Anschluss an die Belastung die Flüssigkeits- sowie Kohlenhydratspeicher auffüllen und die Muskeln mit Eiweiß versorgen, damit sie schneller regenerieren können. Studien zeigen, dass der Mix von Kohlenhydraten mit Eiweiß sowohl das Muskelwachstum als auch die Speicherung von Glykogen in der Muskulatur verbessert.[21]

Recovery-Shakes sind eine zeitsparende, kostengünstige und leckere Alternative zu anderen hochwertigen Eiweiß- und Kohlenhydratquellen. Sie liefern Ihrem Körper einen sofortigen Schub an Nährstoffen wie das muskelaufbauende und -reparierende Protein sowie energiespendende Kohlenhydrate und natürlich die durch den Schweiß verlorengegangene Flüssigkeit. Viele Ausdauersportler wie Radsportler oder Läufer nehmen direkt im Anschluss an ihre Trainingseinheiten und Wettkämpfe einen solchen Shake zu sich, noch bevor sie aus den verschwitzten Klamotten steigen. Sie selbst können den Shake am besten schon vor dem Training zubereiten und kühl stellen. Dann müssen sich nicht erst, kaputt wie Sie vielleicht sind, alle Zutaten zusammensuchen.

Außerdem: Im Vergleich zu klassischen Recovery-Gerichten, wie Milchreis oder einer Ofenkartoffel mit Quark, zu denen Sie extra noch etwas trinken müssen, überfordern Sie mit der selbst gemachten Flüssignahrung Ihren Magen-Darm-Trakt nicht durch zusätzliche Verdauungsarbeit.

Das muss drin sein

In erster Linie benötigen Sie Protein sowie die darin enthaltenen essenziellen Aminosäuren und Kohlenhydrate. Protein hilft beim Wiederaufbau und der Reparatur von beschädigtem Muskelgewebe. Schnell absorbierendes Protein, wie Molkenproteinpulver oder Reisprotein für Veganer, eignet sich hierfür am besten. Neben einer Menge von etwa 40 Gramm Protein sind schnell verfügbare Kohlenhydrate genauso wichtig. Mit diesen *Carbs* werden die Glykogenspeicher in Ihrer Leber und Muskulatur schnell wieder aufgefüllt. Achten Sie bei der Auswahl des Eiweißpulvers darauf, dass keine Süßstoffe zugesetzt worden sind. Kaufen Sie am besten reines Eiweiß oder solches, das lediglich mit normalem Haushaltszucker oder Rohrzucker gesüßt ist.

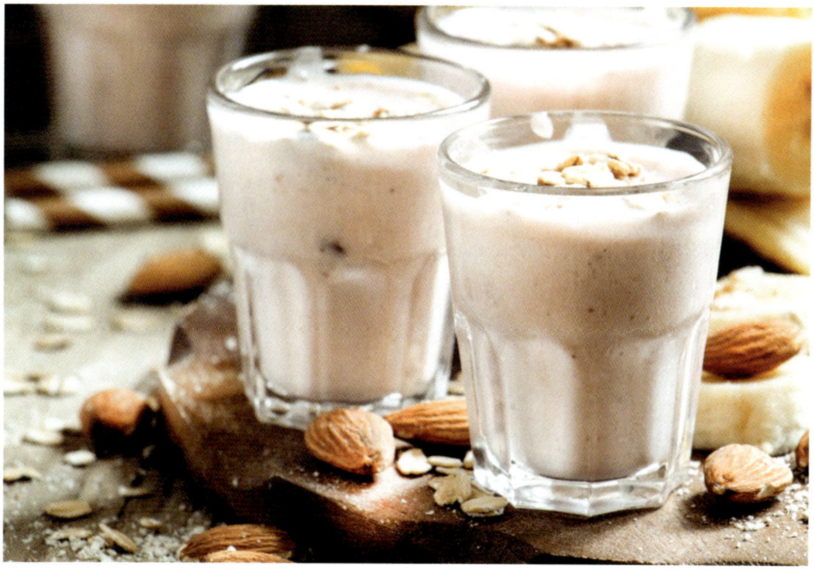

Die Kohlenhydrate sind nicht nur dafür da, die Glykogenspeicher wieder aufzufüllen, sondern sie erhöhen zudem die Bioverfügbarkeit der enthaltenen Proteine.

Ob sie den Shake mit Wasser, fettarmer Milch, Vollmilch oder alternativen Milchformen wie Mandelmilch, Reismilch, Hafermilch oder Sojamilch mixen, überlassen wir ganz Ihrem Geschmack.

Bananen-Mandel-Booster

Dieses cremige Kraftwerk dient als Recovery Shake oder auch als Mahlzeitenersatz und liefert nachhaltig Energie. Es enthält alles, was Ihr Körper nach einem anstrengenden Training benötigt: hochwertiges Protein, schnell verfügbare Kohlenhydrate, gesunde Fettsäuren, Mineralien, Vitamine und vieles mehr.

- 200–300 ml Mandelmilch (ungesüßt)
- 1 Banane (im Sommer gern auch mal aus der Gefriertruhe)
- 1 EL gehackte Mandeln
- 1–2 TL Mandelmus
- 2 EL Whey Protein (zum Beispiel Vanille)
- 1 TL Goji-Beeren
- 1 Prise Salz
- optional: 1 EL Soja-Lecithin und 1 TL Erdmandelmehl

Geben Sie alle Zutaten auf einmal zusammen in einen Mixer und mixen Sie sie für zehn bis zwanzig Sekunden auf der höchsten Stufe.

KRYOTHERAPIE

Kälte kann heilen. Besonders beliebt nach anstrengenden Wettkämpfen in der Hitze des Gefechts sind sogenannte Kältebader – oft in einer großen Tonne mit Eiswasser. Während intensivem Training kommt es zu einer Mikrotraumatisierung im Muskel. Das bedeutet, es werden kleine Verletzungen im Muskelgewebe provoziert. Im Laufe der Regenerationsphase kommt es anschließend zu einer lokalen Entzündungsreaktion, welche die Reparatur des beschädigten Gewebes einleitet. Genau diese Reaktion soll jedoch durch das Eisbad unterbunden werden. Durch die Kälte wird der gesamte Zellstoffwechsel verlangsamt und Entzündungsreaktionen werden unterdrückt.

Da sich die Blutgefäße bei dieser Kaltwasser-Immersion (*cold water immersion*) durch die extreme Kälte des Eiswassers zusammenziehen (Vasokonstriktion), wird den Muskeln, die gerade Arbeit verrichtet haben, das Blut entzogen. Sobald der Sportler das Bad wieder verlässt, öffnen sich die Kapillaren und sauerstoffreiches Blut kann zurück in den Muskel fließen. Dadurch lässt sich die Heilung beschleunigen, die Muskelfunktion verbessern und die Muskelschädigung verringern. All dies bestätigen Studien der Loughborough-Universität in Schottland.[22]

Das neueste Regenerations-Tool in Sachen Kryotherapie sind Kältemanschetten und Kältehosen. Die Kältehosen der Firma Aquilo® und icebein® kommen bei Weltklasse-Triathleten und Radprofis nach harten Wettkämpfen wie einem Ironman oder einer Tour-de-France-Etappe zum Einsatz. Hier wird kontinuierlich Eiswasser in die Druckpolster der Hosenbeine geschleust. Über diese speziellen Kammern lässt sich zusätzlich – wenn gewünscht – ein Kompressionsdruck auf die Muskulatur aufbauen. Der Athlet bleibt dabei übrigens trocken, aber immer angenehm gekühlt.

Wie entsteht ein Muskelkater und warum lindert Kälte den Schmerz?

Er taucht ganz unerwartet auf. Wenn alles vorbei ist, meist am Tag nach dem Rennen oder nach hartem Training, zeigt er seine Krallen – der Muskelkater. Er lässt die Muskeln schmerzen und die Beine schwer werden. Doch wie entsteht er und wie lässt er sich vermeiden beziehungsweise lindern? Ein Muskelkater ist das Ergebnis einer anstrengenden muskulären Belastung und nicht wie früher angenommen von der Laktatanhäufung im Muskel. Die Ermüdung der Muskeln sowie Zellschäden sind Ursachen für den Muskelkater, bei dem kleinste Risse in der Muskulatur auftreten. Der Schmerz, der meist erst mit Verzögerung eintritt, beruht dabei auf einer Schwellung des Muskels durch eingelagertes Gewebswasser. Diese Schwellung erhöht den Druck, den wir als Schmerz spüren. Durch Kälte sowie eine verbesserte Durchblutung wird zum einen die Schwellung gelindert, zum anderen das eingelagerte Gewebswasser abtransportiert.

Und übrigens: Dieser Kater hat nichts mit dem gleichnamigen Vierbeiner zu tun, sondern geht auf den Begriff »Katarrh« zurück – der medizinische Begriff für eine Entzündung von Schleimhäuten.

KALTE BÄDER

- Temperatur: fünf bis fünfzehn Grad
- Dauer: sieben bis zehn Minuten, um den Muskel abzukühlen (kürzer, falls es nur um eine kurzfristige Schmerzlinderung geht)

MITTAGSSCHLAF UND POWER NAPS

Es gilt inzwischen als wissenschaftlich gesichert, dass Schlafpausen, zusätzlich zur nächtlichen Hauptschlafphase, die Leistungsfähigkeit des Menschen positiv beeinflussen können. Doch während Schlafpausen im jungen Kindesalter üblich sind und im Seniorenalter wieder verstärkt auftreten, machen in Deutschland nur recht wenige Erwachsene im Alltag Gebrauch davon. Was für ein verschenktes Potenzial! Interessant ist jedoch: In einer unserer Studien mit weit über 10 000 Beschäftigten gaben 66 Prozent der Befragten an, dass sie sich manchmal oder regelmäßig eine Schlafpause im Arbeitsalltag wünschen. Die Rahmenbedingungen in unserer Arbeitswelt und Gesellschaft scheinen jedoch einfach nicht zu stimmen.

Einer der populärsten Power Napper war Winston Churchill. Er soll einmal gesagt haben: »Sie müssen irgendwann zwischen Mittag und Abendessen schlafen. Und machn Sie dabei keine halben Sachen. Ziehen Sie sich aus und gehen Sie ins Bett. Das mache ich immer. Denken Sie nicht, dass Sie weniger arbeiten, weil Sie tagsüber schlafen. Das ist eine dumme Vorstellung von Leuten, die keine Fantasie haben. Sie können mehr erreichen. Sie bekommen zwei Tage anstelle von einem – also mindestens eineinhalb, da bin ich mir sicher. Als der Krieg begann, musste ich tagsüber schlafen, denn nur so konnte ich meine Verantwortung bewältigen.«

In der Schlafforschung gehen einige Experten sogar noch weiter. Sie sind sich inzwischen sicher, dass der Mensch chronobiologisch dazu bestimmt ist, den Tag in zwei Aktivitätszeiten mit einer mittäglichen Schlafperiode einzuteilen. Doch die zentrale Frage lautet natürlich: Wie lange sollte eine Schlafpause dauern, um möglichst leistungsfähig zu sein? Hierzu sind die Angaben in den Medien, aber auch in der wissenschaftlichen Literatur sehr widersprüchlich. Zwei Varianten werden aber inzwischen empfohlen:

- **Variante 1:** Ein Kurzschlaf von maximal 15 Minuten – und zwar ab dem Zeitpunkt des Einschlafens. Dann ist es recht wahrscheinlich, dass Sie nicht in den Tiefschlaf fallen und dennoch Leistungsverbesserungen von bis zu drei Stunden erreichen. Wenn Sie zu den schnellen Einschläfern zählen (zum Beispiel binnen zwei Minuten), stellen Sie den Alarm also auf maximal 17 Minuten. Zählen Sie zu den Einschläfern, die etwas mehr Zeit benötigen, berücksichtigen Sie dies und stellen Sie den Wecker gegebenenfalls nach, wenn Sie nicht einschlafen können. Auch wenn es seltsam klingt: Nappen will gelernt sein. Übrigens kann es Ihnen helfen, vor dem Power Nap einen Kaffee zu trinken. Die wachmachende Wirkung des Koffeins setzt erst nach einigen Minuten ein, was das Einschlafen in der Regel nicht stört, das Aufwachen aber erleichtert.

- **Variante 2:** Sie schlafen etwa zwei bis zweieinhalb Stunden. Dann ist es sehr wahrscheinlich, dass Sie einen kompletten Schlafzyklus bestehend aus Leichtschlaf, Tiefschlaf und REM-Schlaf durchlaufen haben und aus einem erneuten Leichtschlafstadium erwachen. In diesem Fall sind Leistungsverbesserungen von bis zu sechs Stunden wahrscheinlich. Allerdings senken Sie dadurch den Schlafdruck am Abend erheblich, sodass Sie nachts erst sehr spät einschlafen und insgesamt kürzer schlafen werden. Dieses Modell empfiehlt sich also in keinem Fall für Personen mit nächtlichen Schlafstörungen. Hinzu kommt, dass der lange Mittagsschlaf Ihnen vor allem dann guttut, wenn Sie ihn regelmäßig oder jeden Tag praktizieren. Sie sollten sich also eigentlich entscheiden: Entweder wählen Sie dauerhaft ein monophasisches Schlafmuster (bestehend aus einer langen Nachtschlafphase) oder Sie entscheiden sich dauerhaft für ein biphasisches Schlafmuster (bestehend aus einer fünf- bis sechsstündigen Nachtschlafphase und einem zwei- bis zweieinhalbstündigen Mittagsschlaf). Ein ständiger Wechsel kann für unseren Organismus belastend sein.

In jedem Fall empfehlen wir Ihnen zur verbesserten Erholung, Schlafpausen in Ihren Alltag zu integrieren. Das ist zwar nicht immer einfach, aber machbarer, als viele denken. Ob Kurzschlaf oder langer Mittagsschlaf – das entscheiden Sie anhand Ihrer Bedürfnisse und Ihres Umfelds. Vermeiden Sie aber in jedem Fall Schlaflängen zwischen 30 und 90 Minuten, da Sie dann sehr wahrscheinlich aus einer Tiefschlafphase erwachen uns sich matt und zerschlagen fühlen.

ATEMTECHNIKEN

Unsere Atmung ist wohl der wichtigste Prozess unseres Körpers. Sie können wochenlang ohne Essen und auch einige Tage ohne Wasser überleben. Aber ohne Sauerstoff ist unser Leben schon nach wenigen Minuten zu Ende. Wie atmen etwa 100 Millionen Mal ein und aus, bevor unser Lebenslicht erlischt.

Unsere Atmung ist weit mehr als das Einatmen von Sauerstoff und das Ausatmen von Kohlendioxid. Philosophen und Mediziner haben schon immer den grundlegenden Zusammenhang zwischen Atmung und Lebensenergie erkannt. Seit 3000 Jahren lehrt uns Yoga, dass die Atmung der Schlüssel zur Gesundheit und zu einem ruhigen, klaren Denken ist. Aktuelle Forschungsergebnisse zeigen, dass die Verlangsamung und Vertiefung der Atmung uns von der Stressachse hin zur Entspannungsreaktion bringen kann.

Vertikale versus horizontale Atmung

In der täglichen Praxis erleben wir, dass die wenigsten Menschen wirklich effizient und tief atmen. Die meisten Menschen atmen flach in den Brustkorb anstatt tief in den Bauch. Diese Menschen bezeichnen wir als vertikale Atmer, die beim Ein- und Ausatmen die Schultern auf- und abwandern lassen. Diese Menschen werden eher größer als breiter beim Atmen.

Was wir dagegen sehen wollen beziehungsweise was wir vermitteln wollen, ist die horizontale Atmung. Beim Atmen bleiben die Schultern stabil, während Ihr Bauch und Ihre unteren Rippen beim Atmen expandieren. Versuchen Sie einfach beim Einatmen breiter zu werden und beim Ausatmen dann wieder schmaler.

Nasenatmung versus Bauchatmung

Solange sie sich nicht auf der Flucht befinden, sollten Sie sich dazu zwingen, durch die Nase ein- und auszuatmen. Für unseren Körper macht es einen deutlichen Unterschied, ob wir durch den Mund oder durch die Nase ein- und ausatmen. Die Atmung durch den Mund stellt ein Stresssignal dar. Darüber hinaus neigen Mundatmer dazu, sich mit Kopf und Schulter wie eine Schildkröte nach vorn zu lehnen, was zu einer strukturellen Dysfunktion des Halses und des oberen Brustkorbs führen kann. Diese sehr häufige Haltungsveränderung ist einer der Hauptauslöser für die Entstehung von Schulter- und Nackenbeschwerden. Die Mundatmung kann zudem auch den pH-Wert des Blutes stören und es zu alkalisch machen. Die Alkalose kann zu Angstgefühlen, Angstzuständen und chronischen Schmerzzuständen führen.

Die tiefe Nasenatmung dagegen hat mehrere Vorteile. Sie reguliert unser Erregungsniveau und ist gleichzeitig in der Lage, die Luft besser zu filtern und bei kühlen Außentemperaturen den wertvollen Sauerstoff etwas vorzuwärmen, damit unsere Atemwege durch die Kälte nicht gereizt werden. Gleichzeitig verlangsamt sich der Puls, der Blutdruck wird niedriger, der Blutfluss zum Verdauungssystem wird erhöht und in der Nacht wird Tiefschlaf möglich. Auch am Folgetag erleben wir noch die Vorteile der Nasenatmung. Sie erhöht die Energie, den Fokus, die Konzentration.

Führen Sie die im Folgenden beschriebenen Atemtechniken immer in einer sicheren Umgebung durch (zum Beispiel sitzend am Arbeitsplatz, auf einer Couch oder auf dem Boden) und niemals beim Autofahren, Tauchen, Schwimmen oder ähnlichen Aktivitäten.

Selbsttest: Lungenvolumen und Beweglichkeit des Brustkorbs

Um herauszufinden, wie effektiv Sie atmen, können Sie diesen Selbsttest machen. Das vitale Lungenvolumen ist vielleicht eine der wichtigsten Messgrößen.

1. Wickeln Sie ein Maßband drei Zentimeter unterhalb Ihres Brustbeins um Ihren Oberkörper. Atmen Sie tief ein und messen Sie den Umfang.
2. Atmen Sie nun tief aus und messen Sie wieder den Umfang.
3. Ziehen Sie den Wert der Ausatmung von dem der Einatmung ab. Diese Zahl sollte so groß wie möglich sein.
4. Teilen Sie diese Zahl der Ausatmung durch 10 (Ausatemquotient).
5. Nehmen Sie die Differenz von Einatmung und Ausatmung und teilen Sie diese Zahl durch den Ausatmenquotienten (Ausatmung:10). Das Endergebnis ist im Idealfall größer als 1. Messen Sie diesen Wert immer wieder nach.

Zur Veranschaulichung hier ein Beispiel:

- Einatmungsumfang: 110 Zentimeter
- Ausatmungsumfang: 103 Zentimeter
- Differenz: 7
- Ausatemquotient: 103:10 = 10,3
- Ergebnis: 7:10,3 = 0,68

Der gemessene Wert hat folgende Bedeutung:

- < 0,6 = schlechtes Lungenvolumen
- 0,6–0,8 = mittelmäßiges Lungenvolumen
- 0,8–1,0 = gutes Lungenvolumen
- 1,0–1,2 = sehr gute Lungenvolumen
- > 1,2 = exzellentes Lungenvolumen

Regenerationsatmung

Nur durch eine veränderte Atmung den Stress zu reduzieren, klingt ja fast zu schön, um wahr zu sein. Doch was vielleicht zunächst außergewöhnlich klingt, wird in der ayurvedischen Medizin und in asiatischen Kulturen schon seit Jahrtausenden praktiziert. Die Grundprinzipien sind dabei schnell erklärt. Um das autonome Nervensystem herunterzufahren und somit Stress zu reduzieren, müssen wir nur zwei Grundregeln für die Atmung aufstellen:

- Es wird nur durch die Nase ein- und ausgeatmet (das bedeutet, dass man durch den Mund ein- und ausatmen muss, um das autonome Nervensystem heraufzufahren).
- Die Ausatmung muss länger sein als die Einatmung.

Führen Sie diese Atmung mindestens zweimal täglich und immer, wenn Sie sich gestresst fühlen, durch.

1. Berühren Sie mit der Spitze Ihrer Zunge Ihren Gaumen direkt hinter Ihren oberen Schneidezähnen. Lassen Sie Ihre Zunge während der gesamten Atmung in dieser Position.
2. Schließen Sie den Mund und atmen Sie sanft durch die Nase ein. Zählen Sie dabei bis vier.
3. Halten Sie nun den Atem an und zählen Sie bis sieben.
4. Atmen Sie durch den Mund aus, mit einem Zischen, als ob Sie die Kerzen auf dem Geburtstagskuchen ausblasen wollen, und zählen Sie dabei bis acht. Wiederholen Sie diese Atmung etwa vier- bis fünfmal.

Energie-Booster-Atmung (Wim-Hof-Atemmethode)

Diese Form der kontrollierten Hyperventilation macht Sie innerhalb von 90 bis 120 Sekunden wach und leistungsfähig.

1. Setzen Sie sich in eine bequeme Position (Oberkörper aufrecht).
2. Nehmen Sie anfangs zunächst fünf bis sieben tiefe Atemzüge in den Bauch. Halten Sie nach jedem Atemzug kurz die Luft an.
3. Nehmen Sie 30 schnelle und tiefe Atemzüge. Atmen Sie dabei so schnell und tief wie möglich durch die Nase ein. Lassen Sie die Luft durch den leicht geöffneten Mund herausfließen.

Es kann sein, dass sich nach 30 bis 45 Sekunden ein leichtes Kribbeln im Gesicht oder auch am ganzen Körper einstellt. Das ist ein Zeichen des erhöhten Sauerstoff- und des verminderten Kohlendioxidgehalts im Blut sowie einer leichten basischen Verschiebung des pH-Werts.

Halten Sie am Ende dieser Atemtechnik ruhig mal den Atem an und nehmen Sie wahr, wie spät der Atemreiz wiedereinsetzt. Eine Minute und mehr sind keine Seltenheit. Und wer hätte gedacht, dass man so lange entspannt den Atem anhalten kann?

Valsalva-Manöver

Dass der Vagusnerv eine zentrale Rolle bei der Regeneration spielt, haben Sie schon mehrfach gelesen. Um den vagalen Tonus bewusst und willentlich zu verbessern, helfen Ihnen Entspannungstechniken mit einer bewussten und tiefen Atmung wie beispielsweise Yoga, Tai-Chi sowie verschiedene Meditations- und Entspannungsformen. Ein gesteigerter Tonus verstärkt die ohnehin schon entspannende Wirkung des Ruhenervs.

Mit dem sogenannten Valsalva-Manöver lässt sich dieser Nerv ebenfalls stimulieren. Dazu versuchen Sie, mit geschlossenem Mund und zugehaltener Nase auszuatmen. Der Druck, der durch das Valsalva-Manöver in den oberen Atemwegen aufgebaut wird, hilft, den Vagusnerv zu aktivieren.

Autogenes Training

Hauptziel des autogenen Trainings ist, sich mithilfe der eigenen Vorstellungskraft in einen entspannten Zustand zu versetzen. Die Methode basiert letztlich auf Autosuggestion. Das sind wiederholte Gedanken in Form von Sätzen und Formeln. Wichtige Bestandteile dieser Vorstellungen sind Wärme, Ruhe und Schwere.

1. Nehmen Sie eine entspannte Körperhaltung ein, beispielsweise sitzend oder liegend.
2. Starten Sie mit einer Übungsformel wie etwa: »Mein rechtes Bein ist ganz schwer.«
3. Wiederholen Sie dies mehrmals in Gedanken und fühlen Sie einen Moment in sich hinein. Konzentrieren Sie sich anschließend auf das andere Bein: »Mein linkes Bein ist ganz schwer.«
4. Gehen Sie nach jeweils vier bis acht Wiederholungen zu anderen Körperbereichen über, bis sich schließlich die Schwere im ganzen Körper verbreitet hat.

Weitere Übungssätze sind beispielsweise:

- »Mein Bauch ist strömend warm.«
- »Mein Herz schlägt ruhig und kräftig.«
- »Meine Atmung ist ruhig und gleichmäßig.«
- »Mein Kopf ist frei und leicht.«

Es ist wichtig, dass Sie immer den gleichen Wortlaut benutzen, damit eine Konditionierung eintritt. Zudem sollten Sie das Training tagsüber stets mit einem Ritual beenden, beispielsweise mit einem Klopfen auf die Schultern. Nutzen Sie das Training zum Einschlafen, brauchen Sie solch ein Ritual nicht.

Progressive Muskelentspannung (PME)

Auch die progressive Muskelentspannung kann Ihnen dabei helfen, schneller in den Schlaf zu finden. Mit einem Erregungs- beziehungsweise Stresszustand geht auch eine Verspannung der Muskulatur einher, wohingegen im entspannten Zustand auch die Muskeln entspannt sind.

Somit lag für den Erfinder der Technik – den amerikanischen Arzt Edmund Jacobsen – der Umkehrschluss nahe, dass sich über eine aktive Entspannung der Muskulatur auch ein entspannter Gemütszustand herbeiführen lässt. Und tatsächlich bestätigt die wissenschaftliche Studienlage zur progressiven Muskelentspannung deren Wirksamkeit als Therapieverfahren bei Angst-, Erregungs- und vor allem Spannungszuständen.

WIE FUNKTIONIERT PROGRESSIVE MUSKELENTSPANNUNG?

Bei der progressiven Muskelentspannung spannt man Muskelgruppen nacheinander an und lässt diese nach kurzer Zeit wieder locker. Beim Anspannen der einzelnen Muskeln wird Blut in die Gefäße gepumpt. Lässt man die Muskeln wieder locker, kommt es zu einer Erweiterung der Gefäße. Diese füllen sich dann mit mehr Blut. Dadurch entsteht ein Gefühl der Wärme und Schwere. Diese Technik kann nicht nur bei Schlafproblemen helfen, sondern auch bei Stress, Kopfschmerzen, Lampenfieber und Angstzuständen. Progressive Muskelentspannung ist ohne großartige Hilfsmittel leicht anzuwenden und dabei äußerst wirksam.

Es gibt im Internet (zum Beispiel bei YouTube oder Spotify) mittlerweile eine Vielzahl von angeleiteten PME-Einheiten – kostenlos und unverbindlich.

REGENERIEREN MIT MUSIK DURCH FREQUENZMODULATION

Seit Urzeiten signalisieren bestimmte Schallwellen Gefahr für unseren Körper, während andere Schallwellen uns beruhigen. Akustische Signale spielen bei der Aktivierung des Parasympathikus eine wichtige Rolle. Binaurale Töne werden in den USA schon seit den 1970er-Jahren verwendet. Die Neuromusikwissenschaft zeigt, dass Musik und Klänge nicht nur die stimmungsaufhellenden Hormone Serotonin, Dopamin und Oxytocin erhöhen, sondern auch das Stresshormon Cortisol reduzieren können.

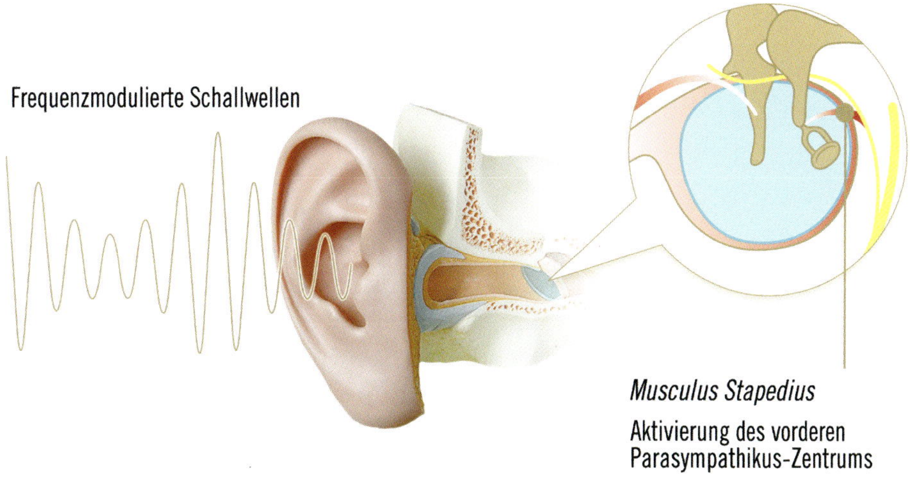

Gezieltes Regenerieren durch frequenzmodulierte Musik

Die wissenschaftlichen Experimente des Amerikaners Steven Porges[23] haben gezeigt, dass es möglich ist, Effekte auch audiotechnisch durch Frequenzmodulationen nachahmen zu können. Dazu wird eine Schallwelle durch ein anderes Tonsignal (Modulationssignal) in einer gewünschten Weise verändert (moduliert). Durch regelmäßigen Genuss frequenzmodulierter Musik sind wir in der Lage, leichter und gezielt zu regenerieren – mit positiven Effekten auf Schlaf, Konzentrationsfähigkeit und Leistungssteigerung. Bisher nutzen vor allem Spitzensportler diese Methode, um nach Trainings- oder Wettkampfphasen gezielt Regenerationsphasen einzuleiten. Die Firma projekt-dialog GmbH hat diese Technologie in der App *Schallpause* für jedermann zugänglich gemacht.

ENTSPANNUNG DURCH MECHANISCHE STIMULATION DER HAUT AUF DEM NEUROBORD

Der mechanische Druck auf die Haut (Füße oder ganzer Rücken/Kopf) stimuliert das zentrale Nervensystem. Im Gegensatz zur Akupunktur, bei der dünne Nadeln an verschiedenen Akupunkturpunkten des Körpers eingesetzt werden, ist der mechanische Druck auf unserer Haut beim Neurobord vergleichbar mit der Akupressur – also nicht invasiv. Dieses Verfahren ist in der Lage, bestehende Rückenschmerzen zu lindern. Die Schmerzen werden wie bei der traditionellen chinesischen Medizin durch Berührung und Druck gelindert.

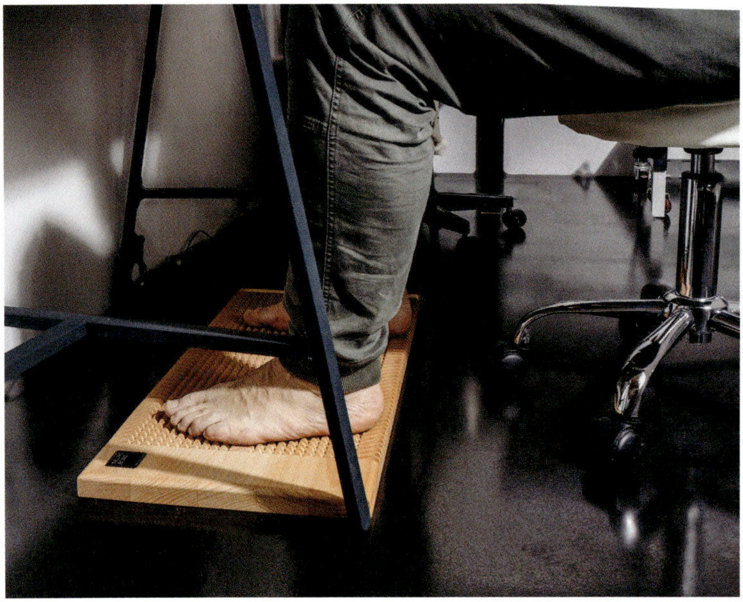

Das Neurobord können Sie auch während der Arbeit unter dem Schreibtisch einsetzen.

Anfangs kommt es bei den Nutzern zunächst zu einer Schmerzzunahme, die innerhalb von 30 Sekunden den Höhepunkt erreicht und sofort danach allmählich nachlässt. Gleichzeitig stellt sich eine Entspannung ein. Die Herzfrequenz nimmt ab und die Herzfrequenz-Variabilität (HRV) steigt.

Der schmerzlindernde Effekt ist am ehesten durch eine Ausschüttung von Endorphinen (Abkürzung für endogenes Morphin) zu erklären. Dieses körpereigene Schmerzmittel wird im Gehirn und in der Hypophyse (Zirbeldrüse) freigesetzt.

Gesunde Teilnehmer gewöhnen sich sehr schnell an die vom Neurobord ausgelösten Schmerzen und können sich in kürzester Zeit (unter einer Minute) subjektiv entspannen. Einer der Nebeneffekte der Schmerzmodulation mit dem Neurobord ist die Aktvierung des parasympathischen Nervensystems, was eine Ganzkörperentspannung und Schmerzreduktion unterstützen kann.[24]

KOMPRESSION

Eine weitere Möglichkeit, die Regeneration zu fördern, ist Kompressionskleidung. Die Idee hinter der Kompressionsbekleidung ist, dass durch einen Druck von außen der venöse Blutrückfluss aus dem Muskel heraus erleichtert wird. Es handelt sich demnach auch um eine Maßnahme zur Verbesserung der Durchblutung.

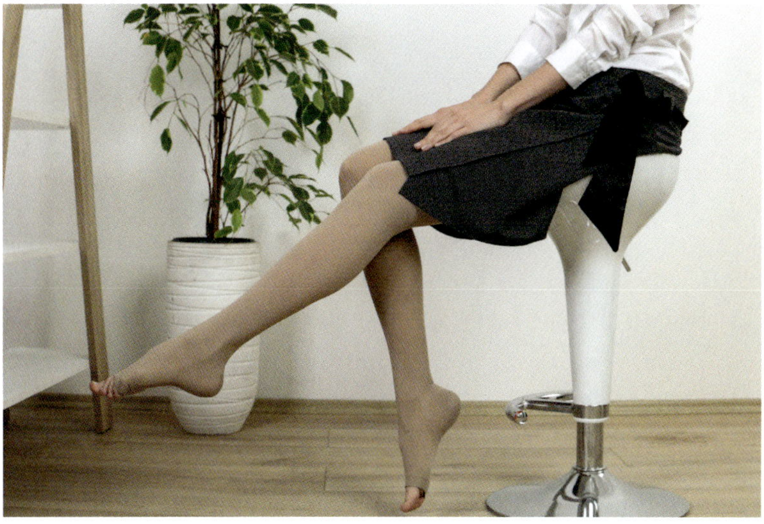

Kompressionsstrümpfe eignen sich nicht nur für Spitzensportler, sondern können auch Ihnen dabei helfen, dass sich Ihre Beine nach langen (Reise-)Tagen besser anfühlen.

Zwar ist die Kompression teilweise umstritten, doch sowohl in der Theorie als auch in der Praxis haben sich Kompressionsmaßnahmen als nützlich erwiesen. So berichten viele Sportler von einem schnelleren Abheilen von Muskelkatersymptomen und teilweise auch von einer verbesserten Leistung. Daher kann Kompression sowohl unter Belastung als auch regenerativ eingesetzt positive Effekte auf den Sportler ausüben.

MASSAGE

Über die nächste Form der passiven Entspannung, die Massage, gibt es viele unterschiedliche Meinungen. Nicht alle Experten sind sich über den tatsächlichen Nutzen von Massagen einig. Man geht von den folgenden Effekten aus.

Physiologische Auswirkungen:

- Verbesserte Durchblutung, verbesserter Lymphfluss, erhöhte Sauerstoff- und Nährstoffversorgung der ermüdeten Muskulatur, vermehrter Abtransport von Milchsäure
- Erwärmung und Dehnung des Bindegewebes und damit verbesserte Beweglichkeit, Behebung von Mikrotraumen, Verspannungen und Verklebungen

Psychische Auswirkungen:

- Steigerung des allgemeinen Wohlbefindens
- Tiefenentspannung

Massagen verbessern außerdem das Körperbewusstsein eines Athleten. Er erkennt genau, welche Muskeln besonders beansprucht wurden. Wir empfehlen während Trainingslagern mindestens eine Ganzkörpermassage pro Woche.

Da wir nicht immer die Zeit und auch nicht die Mittel haben, uns ständig massieren zu lassen, stellen die Selbstmassagen mit der Faszienrolle eine sehr gute alltagstaugliche Alternative und Ergänzung zur Physiotherapie dar und schließen damit den Bogen von der passiven zur aktiven Erholung.

AKTIVE REGENERATION

Während es bei der passiven Erholung vor allem auf einen dominanten Faktor, unseren Schlaf, ankommt, ist die aktive Erholung viel komplexer und bietet eine Vielzahl an Möglichkeiten, damit wir schnell und gut regenerieren.

Ziel der aktiven Erholung ist, die Durchblutung zu verbessern und den Abbau und Austausch von geschädigtem Gewebe und Stoffwechselabfallprodukten zu beschleunigen. Unser Organismus will beispielsweise im Blut sein altes Milieu – wie den durch den Sport veränderten pH-Wert – schnell wiederherstellen.

BEWEGUNGEN OHNE TRAININGSREIZ

Ziel der aktiven Regeneration ist, Bewegungen auszuführen, die den vollen Bewegungsumfang des Bewegungsapparates ausreizen, ohne dabei die Last auf die Gelenke zu erhöhen. Durch die leichte Belastung der Muskulatur kommt es zu einer verbesserten Durchblutung des beteiligten Gewebes. Der Sauerstoff- und Nährstofftransport zur Muskulatur wird gefördert, der Abtransport von unter Belastung angefallenen Stoffwechselendprodukten wird erleichtert. Der Muskel wird also ideal versorgt.

Aktive Erholung bietet viele Möglichkeiten. Einige davon benötigen keinerlei Hilfsmittel und sind eigentlich nur strategischer Natur. Andere dagegen verwenden unterschiedlichste Tools und Techniken.

Beginnen kann die aktive Regeneration schon beim Sport selbst. Sie haben vielleicht schon mal im Fernsehen Fußballspieler beobachtet, die sich nach harten Matches ganz locker auslaufen, oder Radprofis, die nach Ende des Rennens auf der Rolle pedalieren. Durch diese lockere zyklische Bewegung lässt sich das angehäufte Laktat schneller abbauen als in motorischem Stillstand. Zudem verringern sich bei entsprechender Reduzierung der Intensität auch der Muskeltonus – die Spannung in der Muskulatur nimmt ab – und der Blutdruck. Oft hilft eine solche Form der aktiven Regeneration auch, den Kopf frei zu bekommen.

Wichtig ist hierbei natürlich, die richtige Intensität zu beachten. Diese sollte sich noch knapp unterhalb des Grundlagentrainingsniveaus halten. Immer daran denken: Es geht nicht darum, einen Trainingsreiz zu setzen. Das Training darf entsprechend niedrig in der Intensität und auch langweilig sein. Da ein Regenerationslauf jedoch ohnehin am besten nicht länger als zwanzig Minuten andauert, ist das durchaus als erträglich einzustufen.

Immer beliebter werden als aktive Regenerationseinheiten Fahrradfahren und Schwimmen. Und das aus gutem Grund. Denn bei beidem gibt es keinerlei exzentrische Muskelarbeit. Und genau hier entstehen die meisten Mikrotraumen, die es während eines Regenerationstrainings zu vermeiden gilt.

Beim Laufen dagegen kommt es beim Aufprall und Abfedern des Körpergewichts auf jeweils einem Bein zu starken exzentrischen Belastungen, weshalb schnelles Walking oder lockeres Traben als Regenerationsaktivitäten dem Joggen vorzuziehen sind. Wer eine hohe Trainingsbelastung hat, steigt am besten aufs Bike oder springt in den Pool. Aber immer daran denken: Locker bleiben!

Versuchen Sie, Cool-down-Routinen in Ihr Training einzubauen, wenn Sie es unter den oben aufgeführten Gesichtspunkten als sinnvoll empfinden. Haben Sie nach einem harten anstrengenden Lauf die Chance, einige Bahnen locker zu schwimmen oder zehn Minuten ohne Anstrengung auf dem Bike zu pedalieren, probieren Sie es aus. Auch wenn Sie Ihr Training mit harten Einheiten beenden, versuchen Sie, etwas lockere, leichte Bewegungen zum Abschluss anzuhängen. Sind Sie aber komplett erschöpft, dann sollten Sie sich Ruhe gönnen.

Warm-down

Am Ende einer sehr intensiven Trainingseinheit oder eines Wettkampfes ist es im Spitzensport mittlerweile gang und gäbe, dass die Athleten direkt im Anschluss an die Belastung zum Beispiel auf einem Fahrradergometer mit wechselndem Widerstand für fünf bis zehn Minuten ein Warm-down machen, um die Durchblutung der belasteten Muskulatur noch einmal zu erhöhen.

Der Nutzen ist sofort spürbar. Durch die leichte Belastung erfolgt eine Umverteilung des angefallenen Laktats und der Säuren, ohne dabei einen weiteren Zellschaden zu produzieren. Es bedarf zwar sicherlich noch mehr Grundlagenforschung zu diesem Thema, aber so lange keine Schädlichkeit nachgewiesen wurde, werden wir es den Spielern weiterhin empfehlen.

Der Unterschied zum klassischen Cool-down besteht darin, dass nach der Trainingsbelastung nicht der Puls und die Körperkerntemperatur heruntergefahren werden sollen, sondern durch ein erneutes Wechselspiel zwischen Belastung und Entlastung das angefallene Laktat besser im Körper umverteilt wird. Vorteile des aktiven Warm-downs sind offenbar:

- Schnellerer Beginn des Regenerationsprozesses
- Abtransport von Stoffwechselendprodukten
- Schnellere Erholung vom Trainingsstress
- Absenken des Muskeltonus
- Vorbereitung des Zentralen Nervensystems auf die Erholung

SELBSTMASSAGE MIT DER FASZIENROLLE

Mit einer Selbstmassage per Rollkur können Sie die Regenerationszeit nach dem Training oder Wettkampf verkürzen und verbessern sogar noch Ihre Beweglichkeit. Diese spezielle Rollkur wirkt durch die Kombination aus Druck sowie Bewegung. Durch das Rollen verringert sich nicht nur der Muskeltonus, sondern Muskeln und Faszien werden gegeneinander verschoben und so geschmeidig gemacht. Daher wird diese Art auch myofasziale (aus *myo* = Muskel und *faszial* = Faszie) Massage genannt. So können Verklebungen und Verhärtungen in Muskulatur, Sehnen und Faszien gelockert werden. Zudem wird die Durchblutung gefördert. Durch langsames Rollen über diese Stellen – sogenannte Triggerpunkte – dringt die Faszienrolle tief ins Gewebe ein und kann die Verklebungen lösen.

Wir haben für Sie die wichtigsten Übungen zur Selbstmassage mit der Faszienrolle für folgende Körperpartien zusammengestellt:

- Wade
- Oberschenkelrückseite
- Schienbeinvorderkante
- Unterschenkelaußenseite
- Oberschenkelvorderseite
- Adduktoren (Oberschenkelinnenseite)
- Gesäß
- Unterer Rücken
- Brustwirbelsäule
- Nacken

Die folgenden Workouts sollten Sie so durchführen, dass Sie jede Muskelgruppe 30 Sekunden je Seite massieren. Achten Sie darauf, auch wenn es mal wehtut, wirklich alle Bereiche mit Druck abzudecken. Gerade verhärtete Strukturen brauchen Zeit und Widerstand, um wieder weich und somit auch elastisch zu werden. Oftmals hilft es, wenn Sie sich bei der Durchführung auf ein tiefes Ein- und Ausatmen konzentrieren.

Wade

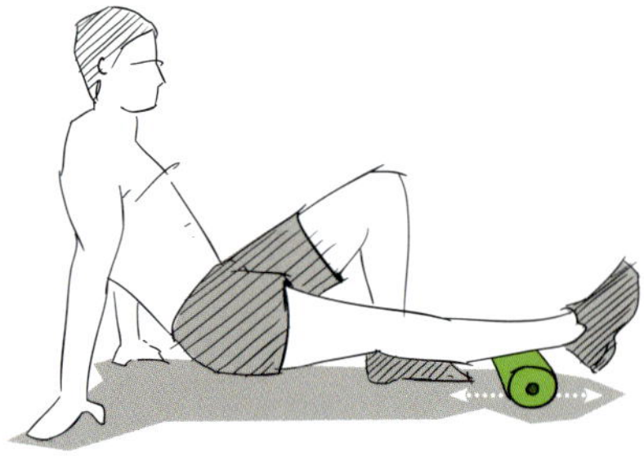

Die Faszienrolle liegt unter Ihrer Wade. Ihr Bein ist ausgestreckt und Sie stützen sich auf Ihren Händen ab. Langsam massieren Sie mit der Rolle auf und ab. Achten Sie darauf, dass Sie wirklich von der Ferse bis hoch zum Kniegelenk alle Muskelanteile ausrollen. Nach jedem Zyklus können Sie die Füße leicht nach außen oder innen rotieren, sodass auch die inneren und äußeren Muskelpartien massiert werden.

Steigerung: Die Rolle liegt unter einer Wade und das andere Bein wird übergeschlagen.

Oberschenkelrückseite

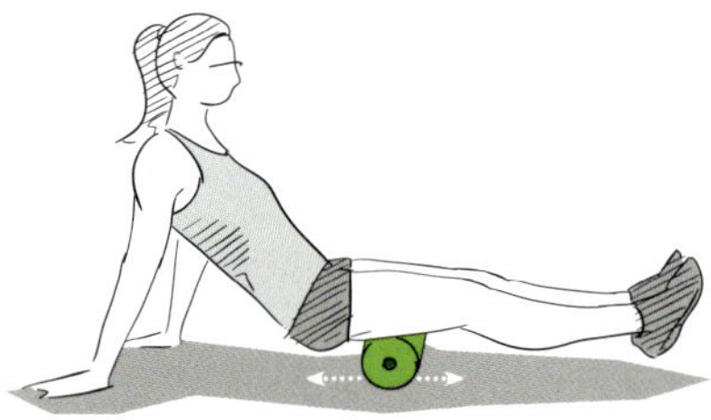

Die Faszienrolle liegt unter Ihren Oberschenkeln. Ihre Beine sind ausgestreckt und Sie stützen sich auf Ihren Händen ab. Langsam massieren Sie mit der Rolle auf und ab. Achten Sie darauf, dass Sie wirklich vom Kniegelenk bis hoch zum Gesäß alle Muskelanteile ausrollen. Nach jedem Zyklus können Sie die Beine leicht nach außen oder innen rotieren, sodass auch die inneren und äußeren Muskelpartien massiert werden.

Steigerung: Die Rolle liegt nur unter einer Wade und das andere Bein wird übergeschlagen.

Schienbeinvorderkante

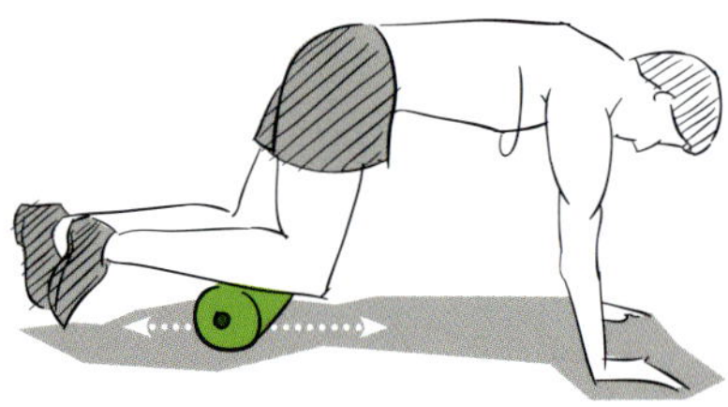

Sie befinden sich im Vierfüßlerstand. Die Faszienrolle liegt unter Ihrer Unterschenkelinnenseite (vordere Scheinbeinmuskulatur). Langsam massieren Sie mit der Rolle auf und ab. Achten Sie darauf, dass Sie wirklich vom Knöchel bis hinauf zum Kniegelenk alle Muskelanteile ausrollen.

Unterschenkelaußenseite

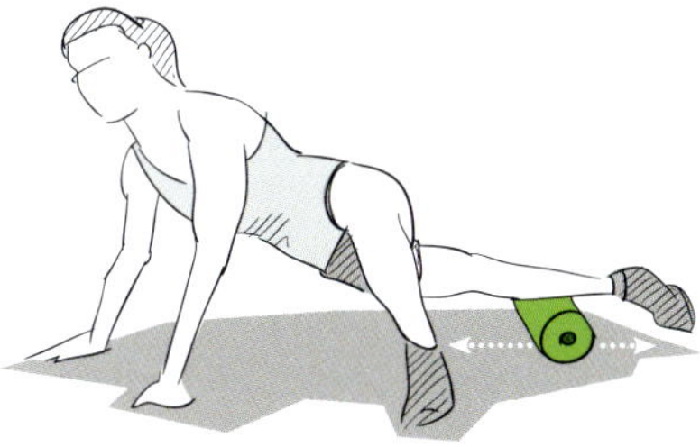

Gehen Sie in den Seitstütz und legen Sie die Faszienrolle unter Ihre Unterschenkelaußenseite. Das Bein auf der Rolle ist ausgestreckt und mit dem anderen Bein stützen Sie sich vorn ab. Langsam massieren Sie mit der Rolle auf und ab.

Steigerung: Sie befinden sich im Seitstütz und beide Beine befinden sich gestreckt in der Luft.

Oberschenkelvorderseite

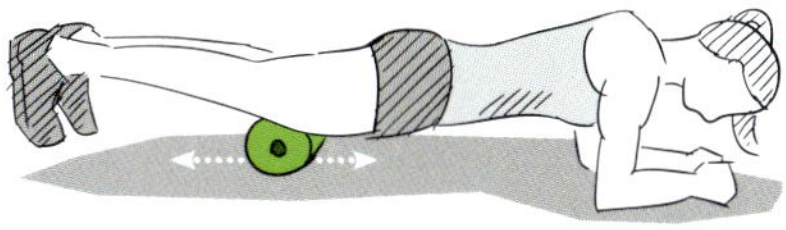

Sie befinden sich in der Bauchlage und die Faszienrolle liegt unter Ihrer Oberschenkelvorderseite. Ihre Beine sind ausgestreckt und Sie stützen sich auf Ihren Händen ab. Langsam massieren Sie mit der Rolle auf und ab. Achten Sie darauf, dass Sie wirklich von der Ferse bis hoch zum Kniegelenk alle Muskelanteile ausrollen. Nach jedem Zyklus können Sie die Füße leicht nach außen oder innen rotieren, sodass auch die inneren und äußeren Muskelpartien massiert werden.

Steigerung: Die Rolle liegt nur unter einem Oberschenkel und das andere Bein wird übergeschlagen oder nur angehoben.

Adduktoren (Oberschenkelinnenseite)

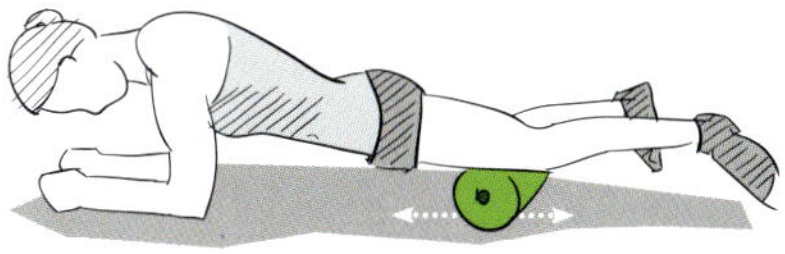

Sie befinden sich in der Bauchlage und ein Bein ist seitlich angewinkelt. Die Faszienrolle liegt unter Ihrer Oberschenkelinnenseite (Adduktoren). Langsam massieren Sie mit der Rolle auf und ab. Achten Sie darauf, dass Sie wirklich von der Leiste bis hinab zum Kniegelenk alle Muskelanteile ausrollen.

Gesäß

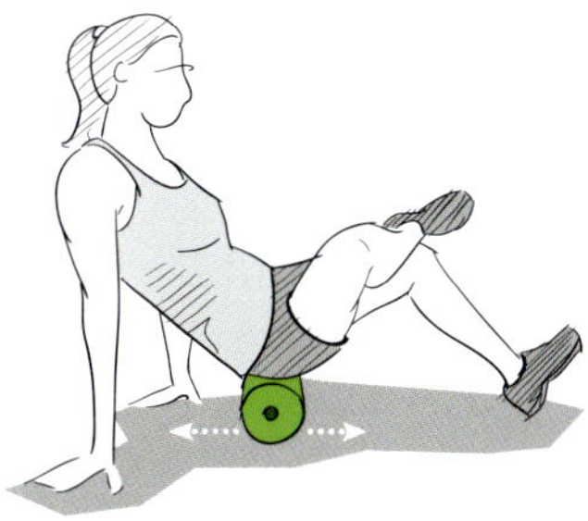

Sie sitzen auf der Faszienrolle und stützen sich mit den Armen nach hinten ab. Langsam massieren Sie mit der Rolle das gesamte Gesäß auf und ab.

Unterer Rücken

Sie befinden sich in Rückenlage mit angewinkelten Beinen. Die Faszienrolle liegt unter Ihrer Lendenwirbelsäule. Ihre Arme stützen Sie seitlich ab. Langsam massieren Sie mit der Rolle auf und ab. Achten Sie darauf, dass Sie wirklich vom Gesäß bis hoch zur Brustwirbelsäule alle Muskelanteile ausrollen.

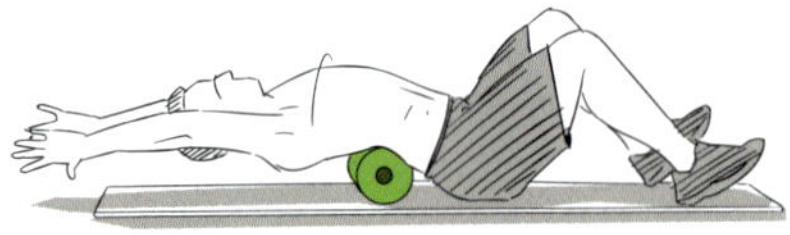

Steigerung: Sie strecken ein Bein aus und ziehen dabei die Zehen zur Nasenspitze.

Brustwirbelsäule

Sie befinden sich in Rückenlage mit angewinkelten Beinen. Die Faszienrolle liegt unter Ihrer Brustwirbelsäule. Ihre Arme stützen Sie seitlich ab. Langsam massieren Sie mit der Rolle auf und ab. Achten Sie darauf, dass Sie wirklich von der Lendenwirbelsäule bis hoch zu den Schultern alle Muskelanteile ausrollen.

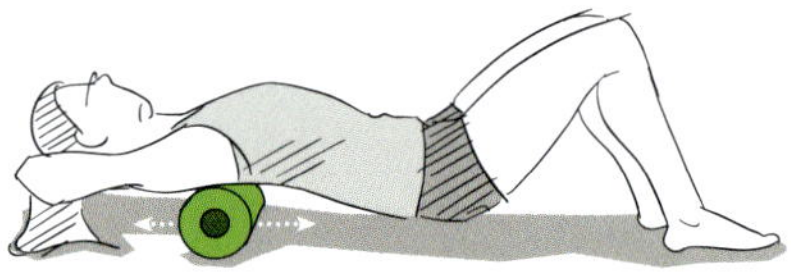

Steigerung: Sie strecken ein Bein aus und ziehen dabei die Zehen zur Nasenspitze.

Nacken

Platzieren Sie die Faszienrolle in Rückenlage unter der Schädelnaht, wo die gesamte kurze Nackenmuskulatur am Kopf ansetzt. Rotieren Sie nun Ihren Kopf langsam nach links und rechts und nicken Sie gleichzeitig ganz diskret beziehungsweise leicht nach vorn. Auf dem Weg zurück in die Ausgangsposition können Sie mit dem Kopf leichte wackelnde Bewegungen durchführen.

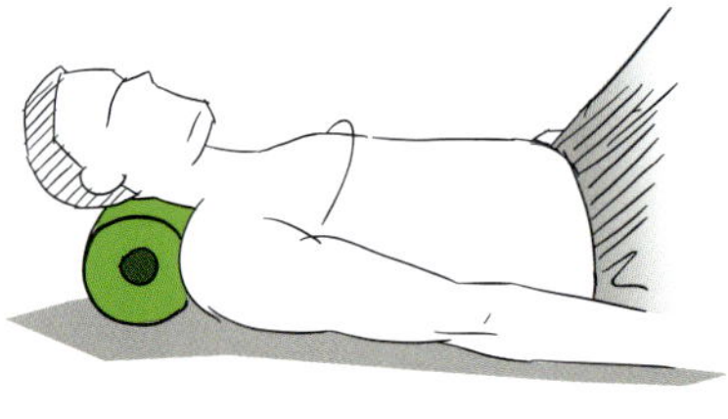

Aus diesen zehn Übungen können Sie die für Sie wichtigsten zusammenstellen. Läufer und Radfahrer werden tendenziell mehr die unteren Extremitäten bearbeiten. Generell eignet sich die Selbstmassage mit der Faszienrolle aber für den ganzen Körper. Gerade Rücken und Brust sind für Büroarbeiter Brennpunkte, die viel Pflege bedürfen.

WECHSELWARMES DUSCHEN

Ein Mix aus Wärme und Kälte sorgt für eine schnelle Regeneration, da er den Abtransport der sogenannten Muskelschlacken unterstützt. Die Kälte entzieht den Muskeln, die gerade Arbeit verrichtet haben, das Blut und es wird verstärkt Milchsäure abtransportiert. Bei Wärme öffnen sich die Kapillaren und sauerstoffreiches Blut kann in den Muskel zurückfließen.

HYDROTHERAPIE

Die Energie des Wassers können wir uns bei sogenannten Hydrotherapien für die Regeneration zunutze machen. Diese findet im oder mithilfe von Wasser statt. Zu diesem Thema wird derzeit intensiv geforscht und obwohl es noch zu früh ist, detaillierte Aussagen über die Langzeitergebnisse zu treffen, zeigen doch zumindest alle Studien einen positiven Effekt der Hydrotherapie auf den Sportler. Noch streiten sich die Gelehrten über die optimale Dauer oder die beste Art der Behandlung. Unumstritten ist jedoch die Tatsache, dass Hydrotherapie die Erholung anregt und die Leistung steigern kann.

Dass das Wissen um die Heilkraft des Wassers bei Krankheiten und Beschwerden schon sehr alt ist, zeigen Aufzeichnungen der alten Römer sowie nicht zuletzt Sebastian Kneipp, der die nach ihm benannte Kur schon vor mehr als einem Jahrhundert verschrieb.

Die einfachste Art der Hydrotherapie sind wechselwarme Bäder. Hier fördert der Wechsel zwischen warmem und kaltem Wasser die Durchblutung und sorgt für den Abtransport der sogenannten Stoffwechselendprodukte und für die Zirkulation des mit Sauerstoff angereicherten Bluts. Die Kälte entzieht den Muskeln, die gerade Arbeit verrichtet haben, das Blut und es wird verstärkt Milchsäure abtransportiert. Bei Wärme öffnen sich die Kapillaren und sauerstoffreiches Blut kann in den Muskel zurückfließen. Geeignete Regenerationsstätten für wechselwarme Bäder sind extra dafür vorgesehene Anlagen in Sportanlagen sowie alternativ Ihre Dusche oder Badewanne. Ein fünfzehnminütiges Programm, bei dem alle zwei bis drei Minuten die Temperatur wechselt, ist hier sinnvoll.

Diese Wechselbäder und das mittlerweile im Spitzensport weit verbreitete Bad im Eiswasser werden bei Ihnen vielleicht schon beim Lesen dieser Zeilen innere Widerstände auslösen. Völlig verständlich. Doch vertrauen Sie uns und der Anpassungsfähigkeit Ihres Organismus: Gewöhnen Sie Ihren Körper und vor allem Ihre Haut Schritt für Schritt an die Kälte. Drehen Sie zunächst beim Duschen einfach mal den Temperaturregler kurz auf kalt und versuchen Sie wahrzunehmen, was in Ihrem Körper passiert. Versuchen Sie dabei ruhig zu atmen. Duschen Sie 20 Sekunden warm, dann fünf Sekunden kalt, wieder 20 Sekunden warm, fünf Sekunden kalt und abschließend noch mal 20 Sekunden warm.

Schon nach ein paar Tagen werden Sie in der Lage sein, das kalte Duschen ein paar Sekunden länger zu ertragen und die Warmwasserphasen zu verkürzen.

Für Aquagymnastik, -jogging und -cycling brauchen Sie zumindest einen kleinen Pool, in dem Sie stehen beziehungsweise schwimmen können. Hier verbessern der Auftrieb sowie der hydrostatische Druck des Wassers die Regeneration, da sich unser Organismus auf neurologischer und muskulärer Ebene entspannt. Zudem kommt der Effekt des hydrostatischen Drucks auf unseren Körper dem von Kompressionsstrümpfen gleich. Je tiefer Sie gehen, desto höher wird der Druck.

Der Aufenthalt im Wasser entspannt zudem. Bei der Aquagymnastik können Sie leichte Stretching- und Dehnungsübungen einbauen und sich in den Pausen wieder treiben lassen. Etwas anspruchsvoller, aber für Läufer eine durchaus geeignete Recovery-Einheit, ist Aqua-Jogging. Da es bei diesem No-Impact-Jogging zu keinerlei Aufprall kommt und Bänder, Sehnen sowie Knochen nicht belastet werden, profitiert der Athlet von der heilenden Kraft des Wassers.

WECHSELBÄDER

- Zeitpunkt: direkt anschließend an das Training
- Temperatur des Heißbades: 35 bis 40 Grad
- Temperatur des Kaltbades: zehn bis 15 Grad
- Im Becken: drei bis vier Minuten im heißen, 30 bis 60 Sekunden im kalten Becken (drei- bis viermal wiederholen)
- Unter der Dusche oder in der Badewanne: ein bis zwei Minuten unter heißem Wasser, 30 bis 60 Sekunden unter kaltem Wasser (drei- bis viermal wiederholen)

AQUAGYMNASTIK

- Wassertemperatur: 20 bis 28 Grad
- Dauer: zehn bis 20 Minuten
- Intensität: leicht bis mittel
- Inhalt: Gehen (vorwärts/rückwärts), Seitschritte, Schwimmbewegungen, Aquajogging, Stretching (statisch/dynamisch)

KALTE BÄDER (KRYOTHERAPIE)

- Temperatur: fünf bis 15 Grad
- Dauer: sieben bis zehn Minuten, um den Muskel abzukühlen (kürzer, falls es nur um eine kurzfristige Schmerzlinderung geht)

ÄNDERUNG DER UMGEBUNG

Nicht nur unser Verhalten, sondern auch die uns umgebenden Verhältnisse haben einen Einfluss auf unsere Regeneration. Von ganz entscheidender Bedeutung ist hier natürlich das Schlafzimmer. Der folgende Check hilft Ihnen bei der Optimierung der Erholungsoase in Ihren eigenen vier Wänden.

SCHLAFZIMMER-CHECK

Bis wir das Rentenalter erreichen, werden wir etwa 20 bis 25 Jahre lang in Schlafzimmern verbracht haben. Führt man sich dies vor Augen, wird erst so richtig deutlich, wie wichtig eine optimale Schlafumgebung ist. In dem folgenden Abschnitt möchten wir Ihnen alles Wichtige rund um die Schlafzimmer- und Bettgestaltung näherbringen. Wie kreiert man optimale Schlafbedingungen? Wie sieht die richtige Bettdecke für Sie aus? Was ist beim Kauf einer Matratze zu beachten? Und woran erkennen Sie das optimale Kissen? All das möchten wir in diesem Kapitel beantworten.

Eines steht natürlich fest: Ihr Schlafzimmer muss ein Ort sein, an dem Sie sich gerne aufhalten. Andererseits sollte das optimale Schlafzimmer aber auch bestimmte Bedingungen erfüllen: Dunkelheit und Stille sind unverzichtbar für guten Schlaf.

Bei der Farbwahl für Wände, Möbel und Wäsche sollten Sie vor allem auf kühle Farben wie Grau, Weiß, Blau und Grün setzen. Diese Farben wirken erwiesenermaßen beruhigend und fördern somit die Einschlafbereitschaft – oder stören wenigstens nicht. Rottöne hingegen regen eher an.

Raumtemperatur

Einen starken Einfluss auf Ihren Schlaf hat auch die Raumtemperatur. Entscheidend ist, dass Sie nachts weder schwitzen noch frieren.

Wir empfehlen eine Raumtemperatur von 16 bis 19 Grad. Ein oder zwei Grad mehr oder weniger sind auch in Ordnung. Deutlich unter 15 Grad sollte die Zimmertemperatur aber nicht fallen. Einerseits verkrampft sich die Muskulatur bei Kälte, andererseits fördern nächtliche Temperaturen unter 15 Grad die Schimmelbildung im Schlafzimmer. Zudem besteht die Gefahr auszukühlen, was uns natürlich schlechter schlafen und möglicherweise sogar krank werden lässt.

Luftfeuchtigkeit

Wir Menschen verlieren in der Nacht etwa einen halben Liter an Flüssigkeit – vor allem über die Atmung, aber auch über die Haut oder in Form von Schweiß.

Ist die Raumluft zu trocken, trocknen vor allem die Atemwege schnell aus. Das fördert Erkältungen oder andere Erkrankungen der Atemwege. Deshalb sollten Sie vor dem Schlafengehen gründlich lüften. Öffnen Sie die Fenster weit, für etwa fünf Minuten, ehe Sie ins Bett gehen. Wenn es die Außentemperatur zulässt und es nicht zu laut ist, können Sie bei gekipptem Fenster schlafen – keinesfalls aber in einer Zugluft. Wenn Sie – und das ist vor allem im Winter bei trockener Heizungsluft der Fall – morgens häufig mit trockenem Mund aufwachen, kann ein Luftbefeuchter eine sinnvolle Anschaffung sein. Achten Sie aber darauf, dass das Gerät auf eine Luftfeuchtigkeit von etwa 40 bis 45 Prozent eingestellt werden kann.

Geräusche

In jedem Haushalt gibt es eine Vielzahl unterschiedlicher Geräuschquellen. Sei es etwa die vielbefahrene Straße vor der Tür, eine laufende Geschirrspülmaschine oder aber der schnarchende Partner direkt neben einem. Sie alle können uns den Schlaf rauben.

Leiden Sie auch unter ähnlichen Quälgeistern? Folgende Tipps können helfen:

- **Ohrstöpsel verwenden**: Sie beseitigen zwar nicht die Geräuschquelle, reduzieren aber den Pegel. Achten Sie darauf, sie richtig einzusetzen. Die wenigsten wissen, wie man das genau macht (siehe Grafik rechts) und es braucht etwas Übung. Wenn Sie sie beidseitig eingesetzt haben, können Sie mit dem Finger schnippsen, um zu testen, ob das dadurch entstehende Geräusch auch wirklich gedämpft ist. Zu tief dürfen Ohrstöpsel aber auch nicht eingesetzt werden, damit das Trommelfell keinen Schaden nimmt. Zudem sollten Sie die Ohrstöpsel regelmäßig auswechseln und die Ohren hin und wieder professionell vom Hals-Nasen-Ohrenarzt reinigen lassen, sonst kann es zu Entzündungen kommen. Ohrstöpsel können wirklich helfen. Wenn Sie jedoch erst einmal damit angefangen haben, mit Ohrstöpseln zu schlafen, sollten Sie immer welche bei sich haben. Ohne werden Sie schon bald nicht mehr schlafen können, da Ihre Ohren dann besonders sensibel auf Störgeräusche reagieren.
- **Haushaltsgeräte stummschalten:** Laufende Geräte wie Waschmaschine, Trockner oder Spülmaschine reichen bei manchen Menschen schon aus, um sie aufzuwecken. Stellen Sie sicher, dass alle Programme fertig sind, bevor Sie ins Bett gehen.
- **Verkehrslärm ausschließen:** Achten Sie bei starkem Verkehrslärm auf schallisolierte Fenster und halten Sie diese geschlossen. Hier kann sich ein Investment wirklich lohnen. Auch ein Umzug in ein anderes Zimmer innerhalb der eigenen vier Wände sollte in Betracht gezogen werden, wenn der Lärm von außen oder vom Nachbarn beim Schlafen stört. Idealerweise wählen Sie schon beim Einzug das ruhigste Zimmer aus und machen es zum Schlafzimmer – selbst wenn es vielleicht für andere Dinge geeigneter scheint.
- **Handy verstummen lassen:** Das Handy sollte nachts im Flugmodus sein, um Störungen durch Licht, Vibration und Geräusche zu vermeiden. Am besten wäre es, das Smartphone gar nicht mit ins Schlafzimmer zu nehmen, sondern auf einen verlässlichen Wecker zurückzugreifen (unbedingt ohne grelles Licht).

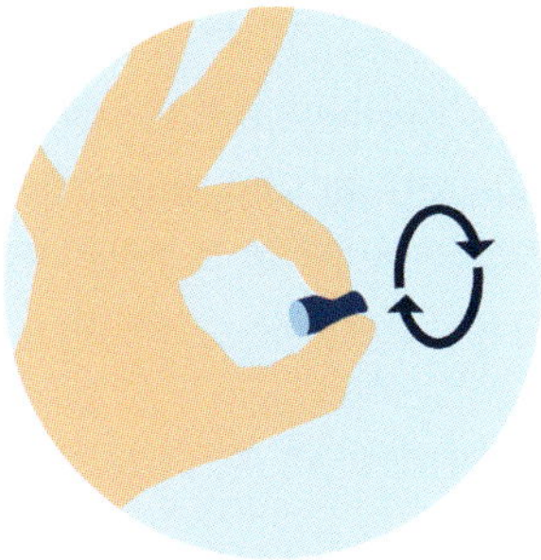

1. Ohrstöpsel so lange zusammenrollen, bis er wirklich dünn ist.

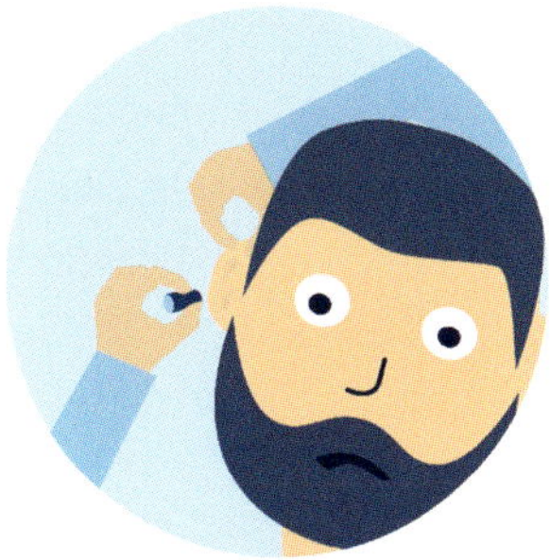

2. Ohrmuschel mit der gegenüberliegenden Hand kräftig hochziehen und halten.

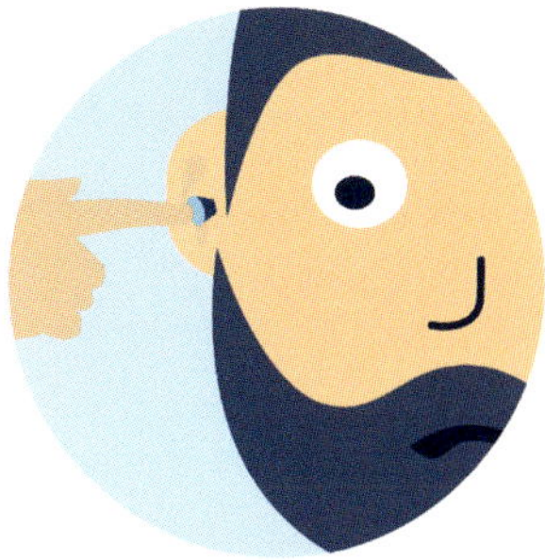

3. Den zusammengerollten Ohrstöpsel vorsichtig von oben einführen und leicht nachdrücken.

- **Mehr Geräusche erzeugen:** Klingt paradox, ist aber so. Angenehme Klänge wie etwa sanfte Musik oder das Rauschen von Wellen können helfen, ungewohnte und störende Geräusche auszublenden. Manche greifen auch auf Hörbücher zurück. Allerdings kann es – ähnlich wie bei Ohrstöpseln – dazu kommen, dass Sie im Laufe der Zeit ohne diese zusätzlichen Geräusche nur noch schwer einschlafen können.
- **Von der Wand wegstellen:** Wenn störende Geräusche vom Nachbarn kommen, stellen Sie das Bett von der Wand weg. Luft leitet Schall schlecht, weswegen ein größtmöglicher Abstand zwischen Wand und Bett sinnvoll ist.
- **Störenfriede abhängen:** Viele Menschen empfinden wiederkehrende Geräusche als beruhigend oder nehmen sie gar nicht wahr. Uhren haben aber im Schlafzimmer nichts verloren – schon gar nicht, wenn sie Licht- oder Geräuschquellen darstellen.
- **Schall fangen:** Schallfänger können auch im Schlafzimmer Wunder bewirken. Hier gibt es inzwischen verschiedene dekorative Lösungen.
- **Teppich verlegen:** Teppiche können Geräusche prima dämpfen – und zwar auch Geräusche aus der Etage unter dem Schlafzimmer.
- **Schnarchgeräusche reduzieren:** Hierfür gibt es eine Vielzahl unterschiedlicher Herangehensweisen. Sprechen Sie zunächst mit Ihrem Partner oder Ihrer Partnerin darüber, dass das Schnarchen belastend ist und zusammen eine Lösung gefunden werden muss. Das Anstupsen oder gar Aufwecken des Partners oder der Partnerin kann Ihnen eine kurze Ruhepause verschaffen. Während dieser Pause schaffen Sie es vielleicht einzuschlafen. Drehen Sie Ihren Partner oder Ihre Partnerin in die Seitenlage und fixieren Sie die Position mit einem Kissen. Die Rückenlage fördert das Schnarchen. Versuchen Sie, früher schlafen zu gehen als Ihr Partner oder Ihre Partnerin. Einmal eingeschlafen, hört man die Geräusche häufig nicht mehr. Wenn wirklich gar nichts hilft, können Sie als letzte Lösung über getrennte Schlafzimmer nachdenken. Das ist zwar nicht schön, aber für die Gesundheit und Lebensqualität ist erholsamer Schlaf einfach zu wichtig.

Lichtverhältnisse

Nicht nur eine störende Geräuschkulisse, sondern auch ungünstige Lichtverhältnisse können den Schlaf so richtig vermiesen. Denn das Schlafhormon Melatonin wird nur bei Dunkelheit produziert. Achten Sie also darauf, dass Sie in den Abendstunden das Licht in den eigenen vier Wänden deutlich reduzieren.

Die folgenden Kniffe helfen dabei, störende Lichtquellen zu entschärfen und somit leichter ein- und besser durchzuschlafen.

- **Jedes Blinken vermeiden:** Technische Geräte wie PC oder Router haben im Schlafzimmer grundsätzlich nichts zu suchen. Falls sich das nicht vermeiden lässt, schalten Sie unbedingt alle Geräte nachts ab oder überkleben Sie Lichter. Jedes noch so kleine Blinken kann den Schlaf stören.
- **Wecker austauschen:** Falls Sie bisher einen grellen Digitalwecker genutzt haben, sollten Sie diesen durch einen geräuschlosen Analogwecker austauschen oder zumindest einen anderen Digitalwecker anschaffen, der es erlaubt, die Anzeigenhelligkeit stark zu reduzieren. Ein Smartphone im Flugmodus ist – wie bereits erwähnt – auch in Ordnung. Auch ein Lichtwecker ist eine schöne Variante, da er das natürliche Aufwachen unterstützen kann. Eines gilt es unbedingt zu beachten: Nachts interessiert uns die Uhrzeit nicht! Also Wecker auf jeden Fall umdrehen und auch keinen kurzen Blick darauf werfen.
- **Schlafmaske ausprobieren:** Um eine absolute Dunkelheit zu garantieren, können Sie eine Schlafmaske ausprobieren. Diese gibt es in unterschiedlichen Größen und unterscheiden sich stark in der Qualität. Hier kann es sinnvoll sein, verschiedene Exemplare zu testen. Wichtig sind ein rutschfester Sitz, ohne zu drücken, und maximale Blickdichte.
- **Bei Vorhängen nicht sparen:** Viele Menschen fühlen sich auch durch eine zu helle Schlafumgebung gestört. Wenn Sie keine Rollläden haben, können lichtdichte Vorhänge helfen. Diese kosten zwar etwas mehr, sind aber ein lohnendes Investment. Mittlerweile gibt es auch Modelle, die ohne Montage in den Fensterrahmen geklemmt werden können.
- **Auf gedimmtes Licht achten:** Wenn Sie in der Nacht auf die Toilette gehen müssen, dann lassen Sie das Licht am besten ganz aus oder gedimmt, um nicht ganz wach zu werden. Gut geeignet ist beispielsweise auch eine kleine Taschenlampe am Bett oder ein gedimmtes Steckdosenlicht mit Bewegungsmelder. Wichtig ist: so dunkel wie möglich, aber (aus Sicherheitsgründen) so hell wie nötig!
- **Blaulichtfilter einstellen:** Nutzen Sie entweder durchgängig oder zumindest ab dem frühen Abend die Nightshift- beziehungsweise Blaufilterfunktion des Smartphones, Tablets oder Notebooks. Bei manchen Geräten kann man eine Zeit einstellen, zu der sich der Filter automatisch aktiviert. Ihr Gerät verfügt standardmäßig nicht über eine Blaufilterfunktion? Diese kann auch »nachgerüstet« werden, beispielsweise als App.
- **Smart Home nutzen:** Die wachmachende Eigenschaft des Lichts können Sie natürlich auch gezielt für sich nutzen. Es gibt beispielsweise Rollladen, die man auf eine Aufstehzeit

programmieren kann, zu der sie sich automatisch öffnen. Eine Alternative hierzu sind die bereits erwähnten Lichtwecker, die – statt zu klingeln – für Helligkeit im Schlafzimmer sorgen.

Das Unterbett: Bettgestell, Lattenrost und Matratze

Wenn man den Fachhandel fragt, ist die richtige Wahl von Bett, Lattenrost und Matratze oftmals eine Geldfrage. Das weit verbreitete Credo lautet: je teurer, desto besser. Tatsächlich lohnt es sich, beim Bett nicht übermäßig zu sparen, schließlich verbringen Sie etwa ein Drittel Ihres Lebens in der Horizontalen beziehungsweise die nächsten zehn bis 15 Jahre mit diesen Möbeln. Aber längst nicht jedes Angebot des Fachhandels fördert auch den Schlaf.

Betten sind Nacht für Nacht starken Belastungen ausgesetzt, etwa wenn wir uns zwischen zwanzig- und vierzigmal hin- und herdrehen. Stabil bleiben diese Betten nur, wenn sie gut verarbeitet sind – und das hat oftmals seinen Preis.

Achten Sie insbesondere auf diese Punkte beim Kauf Ihres Unterbetts:

- Ihr Unterbett (Bettgestell, Lattenrost und Matratze) sollte gut verarbeitet sein und bei Bewegungen keinen Ton von sich geben.
- Einzelbetten sollten mindestens 1 Meter und Doppelbetten mindestens 1,80 Meter breit sein. Bei Paaren bieten sich übrigens zwei unterschiedliche Matratzen an, da die Bedürfnisse in der Regel unterschiedlich sind.

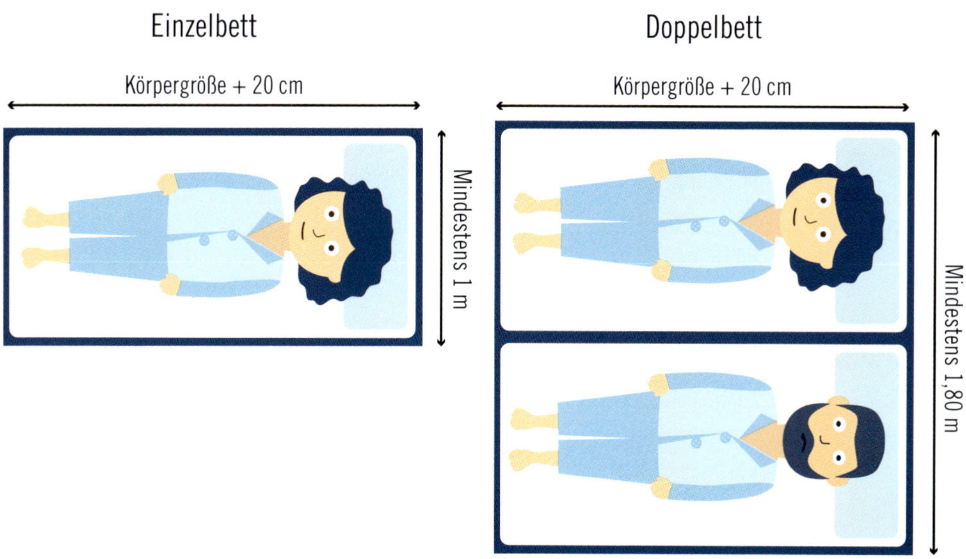

Ein passendes Bett ist essenziell für einen guten Schlaf.

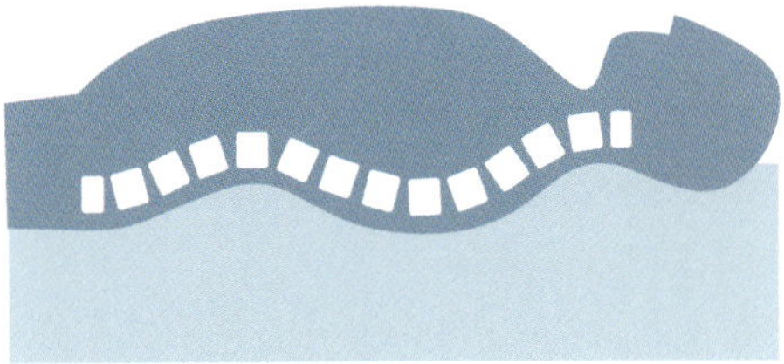

In der Rückenlage: Doppel-S-Form bleibt erhalten.

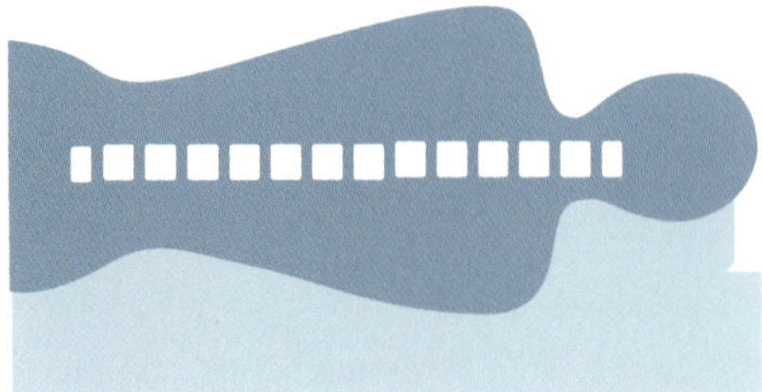

In der Seitenlage: Natürliche gerade Form bleibt erhalten.

Optimale Lage der Wirbelsäule

- Ihr Bett sollte idealerweise 20 Zentimeter länger sein, als Sie selbst groß sind.
- Lasse Sie sich beim Kauf eines Lattenrosts und einer Matratze gut beraten. Scheue Sie nicht, von Ihrem Rückgaberecht Gebrauch zu machen, auch wenn der Transport stressig sein kann.
- Die Matratze soll eine gerade Wirbelsäule (bei Seitenschläfern) und eine doppel-s-förmige Wirbelsäule (bei Rückenschläfern) unterstützen. Eine extraweiche Zone für die Schulterpartie ist empfehlenswert. Mehr als drei Zonen ergeben aber meist keinen Sinn.
- Hart oder weich? Das müssen Sie selbst herausfinden. Unser Tipp: Unbedingt mehrere Wochen auf der Matratze probeschlafen!

Die richtige Matratze zu jeder Lage	
Seitenlage 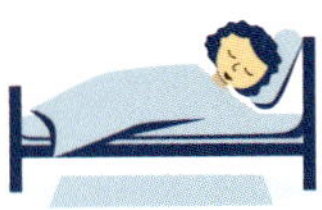	Das meiste Gewicht lastet auf Schultern, Hüfte und Beinen. Hüfte und Schultern müssen einsinken können, die Taille wird gestützt, die Wirbelsäule bildet eine gerade Linie.
Rückenlage 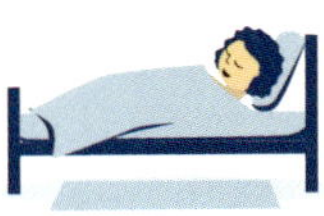	Wie bei der Seitenlage müssen Schultern und Hüften gut einsinken können und ein Hohlkreuz somit vermieden werden. Die Wirbelsäule kann in natürlicher Doppel-S-Form ruhen.
Bauchlage 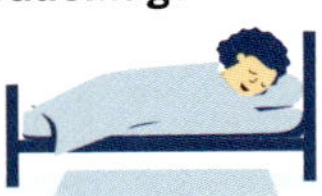	Bauchschläfer brauchen eine festere Matratze mit höherem Härtegrad. Ein Einsinken im Bauchbereich soll vermieden werden, da es die Bewegungsfreiheit einschränkt und es zur Hohlkreuzbildung kommen kann. Dies wiederum begünstigt Nacken- und Schulterprobleme.
Freistil 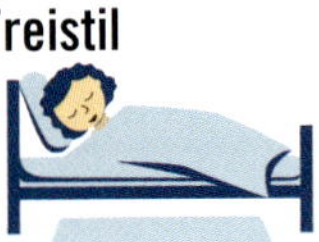	Wer keine bestimmte Lage bevorzugt und somit nachts in allen verschiedenen Positionen zum Liegen kommt, braucht eine Matratze, die dies berücksichtigt. Hier empfehlen sich grundsätzlich etwas härtere Matratzen.

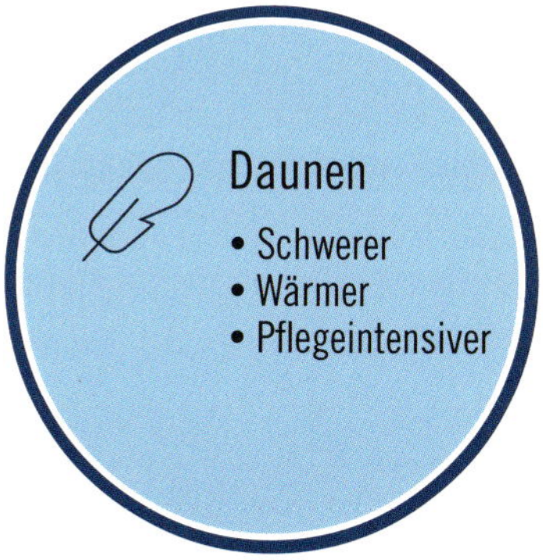

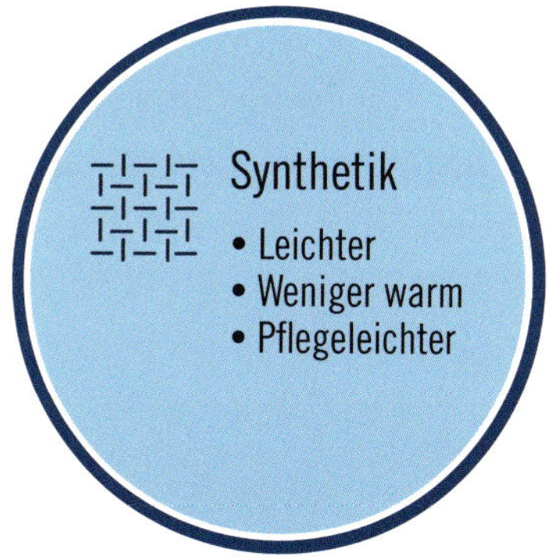

Als Füllung können Sie Daunen oder Synthetik wählen – beide Materialien haben Vor- und Nachteile.

Das Oberbett: Bettdecke und Kissen

Die richtige Unterlage ist entscheidend für einen entspannten Schlafgenuss. Doch ohne das richtige Oberbett bestehend aus Decke, Kissen und Bettbezug fehlt eine entscheidende Hälfte.

Ob die Entscheidung nun auf eine Daunenbettdecke oder auf eine Bettdecke mit synthetischer Füllung fällt, bleibt jedem selbst überlassen. Es gibt jedoch einige Unterschiede, die die Wahl beeinflussen können. Eine Bettdecke mit synthetischer Füllung kann leicht in der Waschmaschine gereinigt werden. Eine Daunenbettdecke hingegen ist schwerer und hält wärmer als eine Decke mit Synthetikfüllung.

Zudem sollte Ihre Bettdecke die richtigen Maße haben. Vor allem große Menschen sollten mindestens 150 × 220 Zentimeter wählen. Paaren empfehlen wir zwei getrennte Bettdecken, was kein Zeichen von zu wenig Liebe ist.

Ihr Bettbezug sollte sich gut anfühlen und gefallen. Auch ein angenehmer Geruch Ihres Waschpulvers ist wichtig.

Kissen

Für einen erholsamen Schlaf ist auch das richtige Kissen unabdingbar. Es entspannt und unterstützt zugleich Ihren Nacken und Rücken. Verspannungen können so reduziert werden, auch Kopfschmerzen lassen sich auf diese Weise vermeiden. Und all das hat zur Folge, dass Ihre Schlafqualität steigt.

Dabei ist zu beachten: Kissen und Matratze gehören eigentlich immer zusammen. Sie sollten also am besten aufeinander abgestimmt sein. Je härter Ihre Matratze ist, desto weniger sinkt Ihr Körper ein und umso höher kann also Ihr Kissen sein. Im Umkehrschluss gilt: Je weicher Ihre Matratze, desto flacher kann Ihr Kissen sein.

EIN KLEINES STÜCK HEIMAT ÜBERALL MIT HINNEHMEN

Vom englischen Radsport Team Sky, angeführt von Sir Dave Brailsford, konnten wir das Prinzip »aggregation of marginal gains« lernen. Im Wesentlichen ist die Idee, dass, wenn Sie viele kleine Dinge, die einen Bruchteil zur Verbesserung Ihrer Leistungsfähigkeit beitragen, optimieren, am Ende des Jahres eine Summation der Effekte entsteht, die den Unterschied zwischen Sieg oder Niederlage ausmachen können. Jede Verbesserung mag für sich nur sehr klein sein, aber es geht um den kumulativen Effekt.

So untersucht Team Sky auch die Aspekte der Regeneration. Eine Maßnahme, die einen besseren Schlaf garantieren soll, wenn man viel auf Reisen ist, ist, ein eigenes Kissen mitzunehmen. Wenn auch Sie viel Zeit in verschiedenen Hotels verbringen, kennen Sie wahrscheinlich das Problem, dass man in der ersten Nacht in einem fremden Zimmer nicht so gut schläft, weil das Kopfkissen entweder zu hoch oder zu flach beziehungsweise zu hart oder zu weich ist. Mittlerweile hat jedes Team-Sky-Mitglied nicht nur ein eigenes Kopfkissen, sondern sogar eine Matratze im Gepäck.

Auch die Schulterbreite spielt für die Höhe des Kissens eine Rolle – vor allem für Seitenschläfer. Je breiter unsere Schultern sind, desto höher sollte das Kissen für Seitenschläfer sein, da die Ohren bei Personen mit breiten Schultern natürlich weiter von der Matratze entfernt sind.

Die deutschen Standardmaße für Kissen von 80 × 80 Zentimeter sind ergonomisch nicht zu empfehlen. Denn bei diesen quadratischen, großen Maßen befindet sich zu viel Kissen unter der Schulterpartie. Und für den Schulterbereich hat eine gute Matratze extra Einsparungen. Stattdessen empfehlen wir ein schmaleres Kissen mit den Maßen 60 × 80 Zentimeter oder 40 × 80 Zentimeter.

Für jede Schlafposition gibt es spezielle Kissen, die die Wirbelsäule und den Nacken besonders gut stützen. Insgesamt gilt aber: Wenn Sie Nackenprobleme haben, sollten Sie ein Kissen mit mehr Stützkraft ausprobieren.

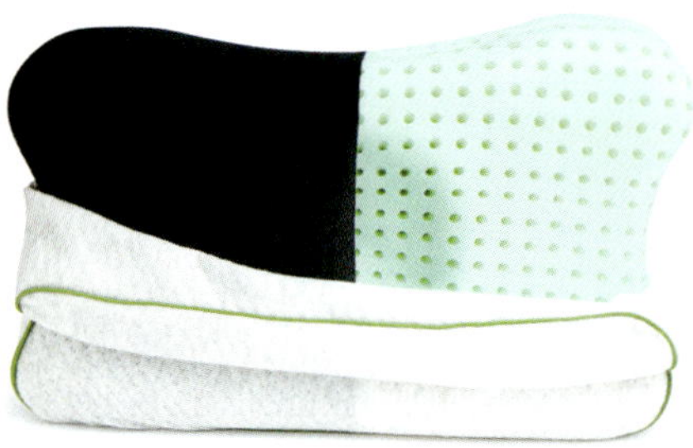

Dank unterschiedlich geformter Seiten und Höhenunterschieden ist ein Kissen wie das Recovery Pillow der Firma BLACKROLL® für jeden Schlaftyp geeignet.

- **Rückenschläfer:** Rückenschläfer sollten entweder ganz ohne Kissen schlafen oder ein flaches Nackenstützkissen verwenden. Die erhöhten Ränder eines Nackenstützkissens unterstützen den Nacken und der Hinterkopf liegt dennoch weich. Zudem sollte die Wirbelsäule bei Rückenschläfern nicht abknicken oder überstreckt werden: Das Kinn sollte den Brustkorb also nicht berühren. Bei Nackenstützkissen sollten Sie auf die richtige Höhe achten, sodass die Wirbelsäule geradeliegt.

- **Seitenschläfer:** Bei Seitenschläfern sollte das richtige Kissen die Wirbelsäule gerade halten. Nase und Bauchnabel haben also optimalerweise den gleichen Abstand zur Matratze. Spezielle Seitenschläfer-Keilkissen sollten mit der breiten Seite zum Körper gelegt werden, um den Nacken möglichst zu entlasten. Wenn Sie mit angewinkelten Beinen schlafen (Embryoposition), sollten Sie zwischen Ihre Knie ein flaches Kissen legen. Dadurch reduziert sich die Belastung für Hüfte und Knie. Auch Stillkissen, die eigentlich der Stabilisierung der Körperhaltung von Müttern beim Stillen dienen, können von Seitenschläfern verwendet werden. Da diese recht lang und u-förmig sind, bieten sie gleichzeitig auch noch die Möglichkeit, das obere Knie zu stützen und die Hüfte zu entlasten.
- **Bauchschläfer:** Ergonomisch betrachtet können wir die Bauchschlafposition nicht empfehlen. Für Bauchschläfer gibt es dennoch spezielle Kissen, die besonders flach sind, um die Wirbelsäule nicht noch mehr zu überstrecken. Das ist sehr wichtig! Da die wenigsten Bauchschläfer die ganze Nacht auf dem Bauch schlafen, ist ein Kissen empfehlenswert, das beim Wechsel in eine andere Position noch genügend Stützkraft leistet.

Grundsätzlich sollten Sie jedoch nicht nur auf die Form des Kissens achten. Auch bei der Wahl der Füllung können Sie viel richtig oder falsch machen. Es gibt Körnerfüllung, Daunen, Federn oder synthetische Funktionsfasern.

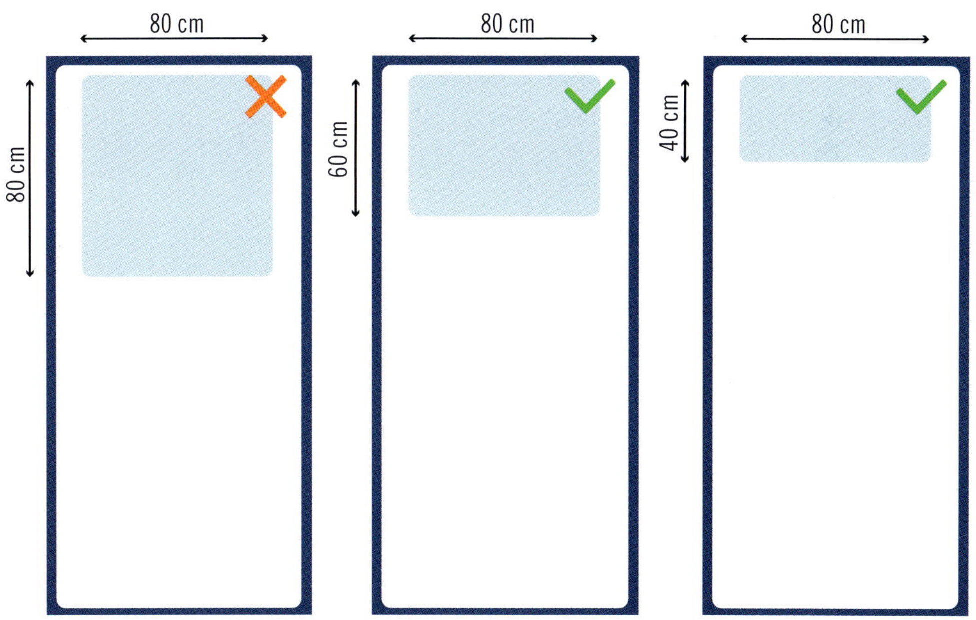

Beim Kopfkissen ist weniger oft mehr. Probieren Sie doch mal ein kleineres Kopfkissen aus.

DARAUF SOLLTEN SIE BEIM KAUF IHRES OBERBETTS ACHTEN

- Nehmen Sie sich Zeit für den Kauf des richtigen Oberbetts (Kissen, Bettdecke und Bettbezug) und geben Sie gegebenenfalls etwas mehr Geld aus.
- Kissen mit den Maßen 80 × 80 Zentimeter sind ergonomisch nicht zu empfehlen. Stattdessen empfehlen wir ein schmaleres Kissen mit den Maßen 40 × 80 Zentimeter.
- Auch Ihre Bettdecke sollte die richtigen Maße haben. Paaren empfehlen wir zwei getrennte Bettdecken.
- Am besten schaffen Sie sich eine Frühjahrsdecke und eine Sommerdecke an. Kombiniert erhalten Sie so eine Winterdecke.
- Ihr Bettbezug sollte sich gut anfühlen und gefallen.
- Testen Sie Bettbezug, Bettdecke und Kissen ausgiebig und machen Sie gegebenenfalls von Ihrem Rückgaberecht Gebrauch.

Die Körnerfüllung hat eine weniger starke Stützleistung und raschelt häufig. Daunen haben auch eine eher eingeschränkte Stützwirkung. Zusammen mit Federn in sogenannten Drei-Kammer-Kissen sind sie aber besonders für Personen geeignet, die die Schlafposition ändern. Zudem sind sie sehr weich und kuschelig.

Synthetische Funktionsfasern wie in *Memory Foam* sind sehr bequem und sowohl für Seiten- als auch für Rückenschläfer empfehlenswert. Gerade wenn Sie Seiten- oder Bauchschläfer sind, sollten Sie zu so einem nicht komprimierbaren, aber formbaren Füllmaterial greifen, um Kopfschmerzen und Muskelverspannungen vorzubeugen.

PERFEKT IN POSITION: SCHLAFPOSITIONEN

Es gibt Menschen, die sich geradezu dazu zwingen, auf der »richtigen« Seite einzuschlafen. Richtig heißt in ihrem Fall: links, denn das soll das Herz entlasten. Die Begründung liegt angeblich in der Anatomie des Menschen. Die Hauptschlagader macht oberhalb des Herzes eine Linkskurve. Deshalb muss das Blut im Liegen einen kurzen Moment bergauf fließen. Daraus resultiert die These, dass das Herz in der Nacht härter arbeiten müsse.

Doch wer im Biologieunterricht aufgepasst hat, weiß: Das Herz ist ein starkes Pumporgan. Eine kleine Kurve von wenigen Zentimetern bereitet ihm keine Schwierigkeiten – schon gar nicht im Schlaf. Würde es dem Herzen und den Gefäßen nicht gelingen, Blut entgegen der Schwerkraft zu befördern, würde kein Sauerstoff im Gehirn ankommen. Zudem biegt die Hauptschlagader bei den meisten Menschen nur marginal nach links ab.

Sie können also ganz beruhigt sein: Ob Sie auf der linken oder rechten Seite schlafen, macht für ein gesundes Herz keinen Unterschied.

Eine ungünstige Haltung im Bett kann körperliche Beschwerden hervorrufen oder verschlimmern. Ob Seiten-, Bauch- oder Rückenschlaf – jede Position hat Vor- und Nachteile. Unter anderem können so Schnarchen, Schmerzen oder Sodbrennen verhindert oder begünstigt werden.

Rückenschmerzen beeinflussen die Schlafqualität, können aber durch die richtige Schlafposition vermindert werden. Grundsätzlich gilt: Bei einer entspannten Schlafposition liegt die Wirbelsäule entsprechend ihrer S-Form so natürlich wie möglich. Auch andere Gelenke wie Hüfte, Schultern oder Fußgelenke sind nicht verdreht.

80 Prozent der Deutschen schlafen auf der Seite. In der Seitenlage können Sie mit der richtigen Matratze und dem richtigen Kopfkissen eine recht natürliche Lage der Wirbelsäule erreichen. Diese sogenannte Embryoposition ist eine Komfortlage für Menschen, die Rückenprobleme haben. Aber Achtung: Wenn Sie so schlafen, sollten Sie darauf achten, die Halswirbelsäule nicht zu stark zu beugen. Denn sonst drohen Verspannungen im Kopf- und Nackenbereich.

Gerade das Schlafen in der linken Seitenlage bietet einige anatomische Vorteile: So drückt der Magen nicht auf die Bauchspeicheldrüse, was die Verdauung fördert. Auch wer unter Sodbrennen leidet, sollte auf der linken Seite schlafen, da so die Magensäure nicht in die Speiseröhre gelangen kann. Zudem vermindert die linke Seitenlage den Druck auf die größte Vene unseres Körpers, die Hohlvene. Dies kann den Blutdruck verbessern. Ältere Personen schlafen oft bevorzugt auf der rechten Seite, da so das Atmen leichter fällt.

Seitenschläfer sollten auf eine ausreichend weiche Matratze achten, in der die Schulter gut einsinken kann. Zudem sollten sie ein Kissen verwenden, das hoch genug ist, damit die Wirbelsäule gerade bleibt.

In der Rückenlage ist die bestmögliche Atmung sichergestellt, da kein Druck auf dem Oberkörper lastet. Wenn Sie gerade und gestreckt auf dem Rücken liegen, wird zudem Ihre Rumpfmuskulatur gedehnt. Dies ist gut, denn diese ist bei vielen von uns durch ständiges Sitzen verkürzt. Sollten Sie unter Schulterschmerzen leiden, ist die Rückenlage eine gute Position für Sie, denn hier wird die Schulter entlastet.

Allerdings bringt die Rückenlage auch Nachteile mit sich: Sie begünstigt das Schnarchen. Hinzu kommt, dass die Wirbelsäule nicht ganz ihrer natürlichen S-Form entsprechend liegen kann, insbesondere bei falscher Kissenwahl. Dann sollten Sie lieber ganz ohne Kissen auf dem Rücken schlafen. Diese Position wird neuerdings auch von Experten empfohlen. Für Rückenschläfer kann ein spezielles Nackenstützkissen sinnvoll sein, wenn sie unter Nackenproblemen leiden.

Ungünstig für unseren Rücken ist dagegen die Bauchlage. Dabei wird Druck auf Gelenke und Muskeln ausgeübt. Zudem kommt es zu einer Überstreckung der Halswirbelsäule und zu Verspannungen im Nackenbereich. Wenn Sie also unter Nacken- oder Rückenschmerzen leiden, sollten Sie nicht in Bauchlage schlafen. Einziger Vorteil der Bauchlage: Symptome von lageabhängiger Schlafapnoe oder Schnarchen können in der Bauchlage vermindert werden.

Wichtig ist vor allem, dass Sie Ihre Schlafposition als bequem einstufen. Auch ein regelmäßiger Wechsel der Schlafpositionen wird von Experten empfohlen.

	Pro	Contra
Rückenlage 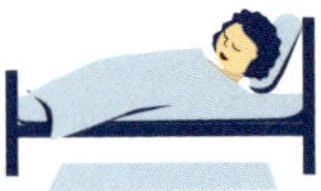	• Bestmögliche Atmung, da kein Druck auf dem Oberkörper lastet • Gestreckte Rumpfmuskulatur, die dadurch gedehnt wird • Entlastet die Schulter • Nackenschmerzen kann am besten mit einem flachen Nackenstützkissen in der Rückenlage entgegengwirkt werden.	• Begünstigt Schnarchen
Seitenlage links 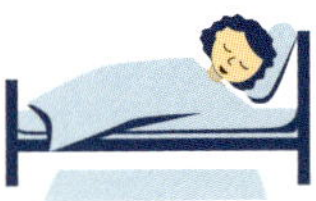	• Die Wirbelsäule und Bandscheiben können in Kombination mit der richtigen Matratze und dem richtigen Kissen gut entlastet werden. • Fördert die Verdauung, da der Magen nicht auf die Bauchspeicheldrüse drückt • Vermindert Sodbrennen, da die Magensäure nicht in die Speiseröhre gelangt • Vermindert Druck auf die Hohlvene, was den Blutdruck verbessern kann • Vermindert Druckschmerzen an Bauch und Rücken	• Bei angewinkelten Knien wird die Bauchmuskulatur weiter gestaucht – wie schon den ganzen Tag am Schreibtisch. • Bei einer zu harten Matratze können Schulterschmerzen auftreten.
Seitenlage rechts 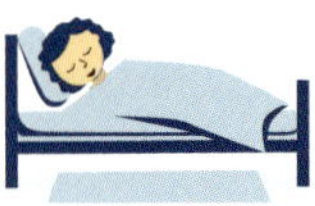	• Die Wirbelsäule und Bandscheiben können in Kombination mit der richtigen Matratze und dem richtigen Kissen gut entlastet werden. • Erleichtert die Atmung	• Bei angewinkelten Knien wird die Bauchmuskulatur weiter gestaucht – wie schon den ganzen Tag am Schreibtisch. • Bei einer zu harten Matratze können Schulterschmerzen auftreten.
Bauchlage 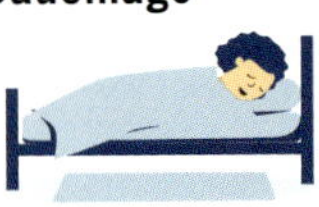	• Vermindert Schnarchen • Kann Symptome der lageabhängigen Schlafapnoe mindern	• Wirbelsäule kann sich nicht in der natürlichen Form erholen • Begünstigt Nackenschmerzen, da die Wirbelsäule überdreht wird

Wenn Sie ohne Schmerzen oder Beschwerden aufwachen und auch nicht schnarchen, müssen Sie sich keine andere Position aufzwingen. Bleiben Sie einfach in der Position, in der Sie immer schlafen, solange Sie sich gut damit fühlen. Wenn dies jedoch nicht der Fall ist, sollten Sie erst einmal herausfinden, auf welcher Seite Sie die meiste Zeit schlafen. Das ist gar nicht so einfach, da wir uns im Schlaf oft hin- und herwälzen. Versuchen Sie darauf zu achten, in welcher Position Sie am besten einschlafen und in welcher Lage Sie wieder aufwachen – auch wenn Sie beispielsweise nachts kurz aufwachen. Aber machen Sie sich deswegen bitte keinen Druck.

SCHLAFBEKLEIDUNG

Die normale Bevölkerung ist mittlerweile sehr gut über Funktionsbekleidung für Sport und Outdooraktivitäten unterrichtet. Sobald wir uns nach draußen begeben, um uns zu bewegen, kleiden wir uns mit Gore-Tex, atmungsaktiven Textilien und Funktionsunterwäsche. Dafür sind die meisten auch bereit, etwas tiefer in den Geldbeutel zugreifen, also viel Geld für Kleidungsstücke auszugeben, die wir oft nur 30, 60 oder 120 Minuten am Stück tragen. Sobald wir aber abends unsere Kleidung ablegen und uns bettfertig machen, schlüpfen wir in alte Boxershorts und abgelegte T-Shirts. Sie werden zugeben müssen, dass das paradox ist.

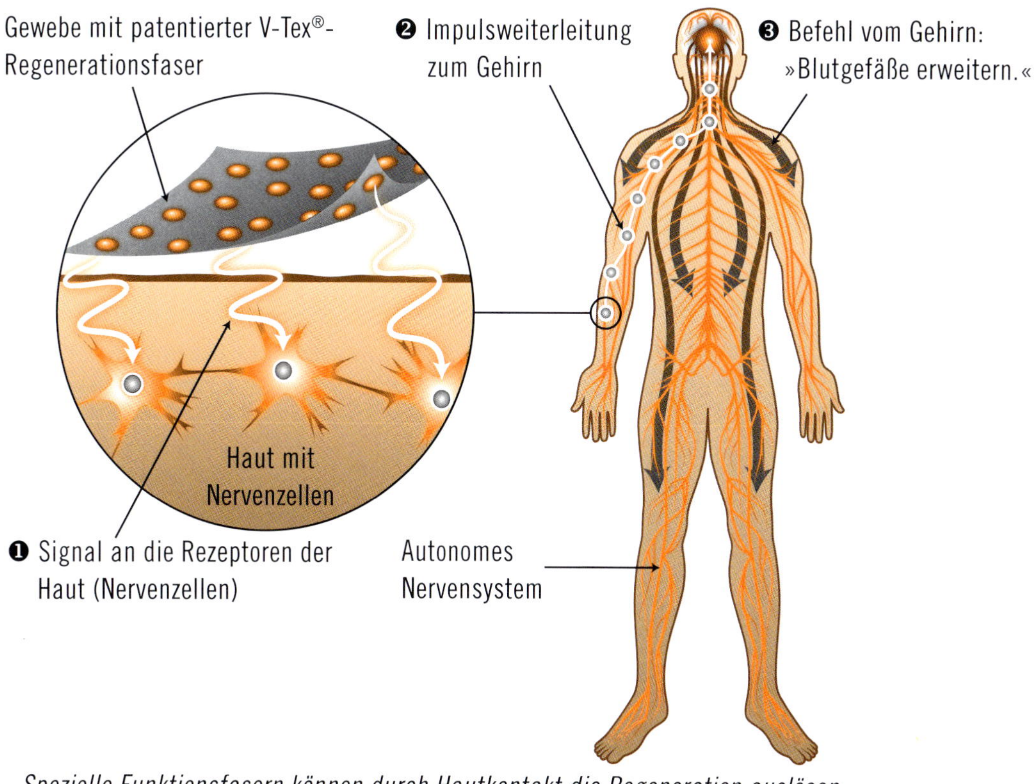

Spezielle Funktionsfasern können durch Hautkontakt die Regeneration auslösen.

Es gibt einen deutlichen Nachholbedarf in puncto Aufklärung über Schlafbekleidung. Derzeit verfolgen die unterschiedlichen Hersteller unterschiedliche Ansätze beziehungsweise Funktionen für eine optimierte Regeneration im Schlaf.

Kompressionsbekleidung

In den letzten 15 Jahren ist das Tragen von Kompressionsbekleidung in verschiedenen Sportarten sowie bei Vielreisenden (vor allem Langstreckenflügen), immer populärer geworden.[25] Einzelne Sportler nutzen dazu knielange Kompressionssocken, andere verwenden Kompressions-Tights, um auch die größeren Muskelpartien der Oberschenkel und des Gesäßes in der Regeneration zu beschleunigen. Die Idee hinter der Kompressionsbekleidung ist, dass durch einen Druck von außen der venöse Blutrückfluss aus dem Muskel heraus erleichtert werden soll. Es handelt sich demnach um eine Maßnahme zur Verbesserung der Durchblutung.

Nano-Technologie

Die Regenerationsbekleidung des japanischen Herstellers VENEX geht ursprünglich auf die Entwicklung einer aus einem Gemisch aus Mineralien und Platin bestehenden Textilfaser zurück. Die Forschung konzentrierte sich dabei auf die Stimulierung des Parasympathikus (des Ruhenervs). Die Wirkung der Faser wird hierbei durch Interaktion mit Rezeptoren der Haut erzielt. Die Bekleidung unterstützt und beschleunigt die Regeneration in den Ruhephasen. Die deutschen Eishockeynationalspieler nutzen diese Produkte seit 2018.

Thermoregulation

Die Schlafbekleidung von Dagsmejan ist aus einem interdisziplinären Forschungsprojekt von Materialwissenschaftlern vom Swiss Federal Institute for Materials Science & Technology, Textil-Designern von der der Hochschule Luzern sowie Schlafforschern von der Universität Stockholm entstanden. Die Thermoregulation steht hierbei im Vordergrund. Unser Schlaf-Wach-Zyklus wird maßgeblich durch das Absenken beziehungsweise das Ansteigen unserer Körpertemperatur gesteuert. Auf Störungen dieser natürlichen Thermoregulierungsprozesse reagiert unser Körper deshalb äußerst empfindlich: Probleme beim Einschlafen, häufiges Aufwachen, weniger Zeit in der Tiefschlafphase sind die Folge.

Die Schlafbekleidung von Dagsmejan hat dafür zwei Lösungen geschaffen:

1. **Naturfasern mit hydrophoben Eigenschaften für warme Nächte:** Durch ein neu entwickeltes Verfahren werden die Eigenschaften der aus Buchenholz gewonnenen MicroModal-Faser so verändert, dass sie zusätzlich zu den ursprünglich hydrophilen (= wasseranziehenden) Eigenschaften hydrophobe (= wasserabstoßende) Eigenschaften aufweist. Mit dieser neuartigen Faser werden die Wohlfühleigenschaften einer superfeinen Naturfaser mit feuchtigkeitsregulierenden Eigenschaften verbunden, die ansonsten nur mit polymeren Fasern erreicht werden können.

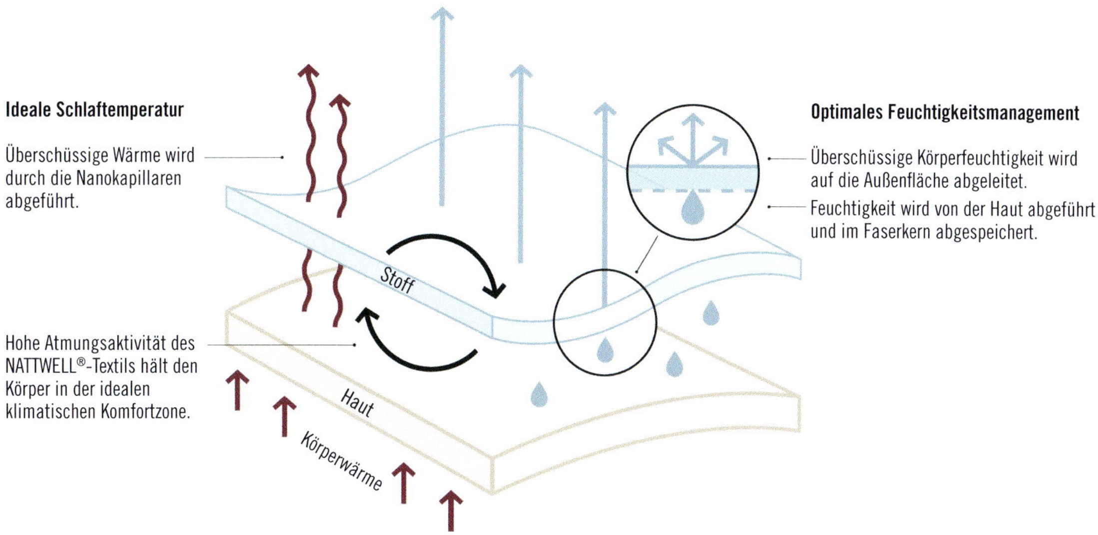

Die Thermoregulation der Schlafbekleidung und das Klima beeinflussen die Schlafqualität.

2. **Funktioneller Strick für kalte Nächte:** Im Vergleich zu einem herkömmlichen Baumwollpyjama kann mit Strick eine rund viermal bessere Feuchtigkeitsregulierung bei gleichzeitig dreimal höherer Atmungsaktivität erzielt werden.

ÄNDERUNG DES VERHALTENS

Gewohnheiten sind in unserem Gehirn fest verankert. Um sie zu verändern, müssen wir neue neuronale Wege schaffen, und das erfordert ständiges bewusstes Wiederholen. Am Anfang sind es vielleicht winzige kleine Optimierungen, die wir Tag für Tag wiederholen und die sich dann im Laufe der Zeit aufsummieren. Woche für Woche, Monat für Monat, Jahr für Jahr. Zuerst scheinen diese winzigen Veränderungen unbedeutend zu sein, aber bald bauen sie aufeinander auf und aggregieren die Effekte.

Was erhalten wir, wenn wir diese kleinen Veränderungen über einen längeren Zeitraum ausbauen? Eine verbesserte Lebensqualität! Kleine Veränderungen summieren sich auf zu großen Veränderungen. So weit, so gut. Das Problem ist, dass es Zeit braucht, bis sich diese kleinen Dinge zu den großen Dingen addieren. Unsere Ungeduld ist oftmals der limitierende Faktor des Erfolges. Wenn die Ergebnisse nicht sofort sichtbar werden, hören wir auf, die kleinen Dinge zu tun, die zu Erfolg geführt hätten, wenn wir einfach so weitergemacht hätten.

-1 UND +1

Bei den Verhaltensveränderungen geht es nicht immer nur darum, sich neue Rituale und Gewohnheiten anzueignen. Im ersten Schritt ist es oftmals viel wichtiger, die Angewohnheiten zu identifizieren, die unsere Leistungsfähigkeit oder unsere Regeneration negativ beeinflussen können.

- -1: Wir lassen nach und nach kleine Dinge oder Verhaltensmuster weg, die sich als schädlich erwiesen haben oder einfach nicht den gewünschten Erfolg gebracht haben.
- +1: Wir probieren neue Tools und Strategien aus und bewerten diese Tag für Tag kritisch. Diejenigen, die sich für uns gut anfühlen und die uns unseren Zielen ein kleines Stückchen näherbringen, behalten wir dann bei.

Überlegen Sie sich, welche Routinen – zum Beispiel Entspannungs- oder Atemübungen – Sie übernehmen könnten, die einen positiven Einfluss auf Ihr Leben haben. Machen Sie sich zu Beginn keine Sorgen darüber, ob die Entspannungstechniken oder Atem- sowie Achtsamkeitsübungen funktionieren oder nicht. Bewerten Sie anfangs nur, ob Sie sich vorstellen können, kleine Techniken wirklich zu einem Ritual werden zu lassen, dass sie jeden Tag durchführen können. Viele dieser Strategien und Methoden entfalten erst nach ein paar Wochen Ihre maximale Wirkung. Es geht auch nicht darum, die Übungen perfekt zu machen, vielmehr geht es darum, sie konsequent im Alltag umzusetzen.

GENUSSMITTELRESTRIKTION

Wenn Sie weniger Genussmittel wie Koffein, Nikotin oder Alkohol konsumieren, hat das positiven Einfluss auf Ihre Schlafqualität. Mit den folgenden Tipps zeigen wir Ihnen, wie der Verzicht beziehungsweise die Einschränkungen gelingen. Versuchen Sie, in der bevorstehenden Woche hiervon einige in Ihrem Alltag zu berücksichtigen. Wie viele, das entscheiden Sie letztendlich selbst. Seien Sie bitte aber eine Woche lang konsequent.

Notieren Sie auf einem Blatt Papier die Dinge, die Sie ändern möchten. Schreiben Sie hier konkrete Ziele auf (zum Beispiel: Ich werde diese Woche an mindestens drei Tagen keinen Alkohol mehr trinken). Daraus können Sie auch ein Ritual entwickeln (zum Beispiel: Ich werde stets zwei Stunden vor dem Schlafengehen ein Glas Milch mit Honig und ein paar Nüsse als Schlummersnack zu mir nehmen).

Koffeinkonsum:

- Trinken Sie keine koffeinhaltigen Lebensmittel (wie Kaffee oder Energydrinks) nach 14 Uhr beziehungsweise acht Stunden vor dem Zubettgehen. Hören Sie bei hoher Empfindlichkeit für Koffein sogar noch früher damit auf.

- Bevorzugen Sie koffeinfreie Alternativen wie Früchtetee oder entkoffeinierten Kaffee. Schwarzer Tee ist keine Alternative, da dieser ebenfalls leicht aufputschend wirkt.

Nikotinkonsum:

- Rauchen Sie nicht direkt vor dem Einschlafen. Timen Sie die letzte Zigarette so, dass das Verlangen nach einem erneuten Konsum nicht das Einschlafen beeinflusst.
- Dehnen Sie die Zeitspanne zwischen letztem Nikotinkonsum und dem Zubettgehen im Laufe der Woche immer weiter aus.

Alkoholkonsum:

- Konsumieren Sie keine alkoholhaltigen Getränke in den letzten vier Stunden vor dem Schlafengehen.
- Verzichten Sie mindestens an zwei kompletten Tagen in der Woche auf Alkohol – je mehr abstinente Tage, desto besser.

Diverse Lebensmittel:

- Verzichten Sie am Abend auf weniger schlafförderliche Lebensmittel. Dazu zählen säurehaltige Nahrungsmittel wie Zitrusfrüchte oder Essiggurken und blähende Lebensmittel wie frisches Vollkornbrot oder Hülsenfrüchte.
- Setzen Sie stattdessen auf eine bewusste Ernährung mit eher schlafförderlichen Lebensmitteln. Dazu zählen tryptophanhaltige Nahrungsmittel wie Milchprodukte, Thunfisch, Geflügel oder Nüsse, Vitamin-B6-haltiges Obst und Gemüse wie Bananen oder Blattsalate, beruhigende Nahrungsmittel wie Tees aus Kräutern oder Heilpflanzen (zum Beispiel Kamille, Fenchel, Hopfen, Baldrian). Nehmen Sie diese jedoch nicht später als eineinhalb Stunden vor dem Zubettgehen zu sich.

RITUALE UND ROUTINEN

Feste Gewohnheiten geben uns Halt und Sicherheit. Sie haben in diesem Buch bislang viele Tipps und Ratschläge erhalten. Hoffentlich vieles, was neu und interessant für Sie ist. Aber noch viel wichtiger ist, dass Sie die Ratschläge nicht nur kurzfristig befolgen, sondern daraus Routinen und Rituale entwickeln.

Rituale, so haben Hirnforscher festgestellt, geben Ordnung. Sie können den Tag regeln, Strukturen schaffen und einen das Leben erleichternden Automatismus schaffen, so Hirnforscher Ernst Pöppel. Ebenso singt sein Kollege Gerald Hüther das Hohelied auf die Rituale und empfiehlt, sie gerade zum Stressabbau einzusetzen. Unserer Ansicht nach gilt das in gleichem Maße für Routinen.

RITUAL UND ROUTINE

Ritual: wiederholtes, immer gleichbleibendes, regelmäßiges Vorgehen nach einer festgelegten Ordnung

Routine: durch längere Erfahrung erworbene Fähigkeit, eine bestimmte Tätigkeit sehr sicher, schnell und überlegen auszuführen[26]

Rituale haben einen positiveren Touch als Routinen oder Vorsätze. Das Wort »Routine« impliziert eine gewisse Langeweile, Vorsätze setzen einen geradezu unter Zwang. Rituale haben zudem auch einen symbolischen Charakter. Doch letztendlich wollen Sie Ihr Verhalten ändern, ganz egal, wie Sie es letzten Endes nennen mögen.

Das Ritual ist in unserem eigenen persönlichen Ansehen und Wertegefühl höher angesiedelt. Allerdings kann es, da es nicht zur Routine und zum Automatismus wurde, einfacher wieder vergessen werden. An ein Ritual müssen wir uns also selbst häufiger erinnern, während Routinen unterbewusst ab- und mitlaufen. Allen gemein ist der Wille, sein Verhalten zu verändern; also etwas Neues teilweise auch komplett Gegensätzliches zu tun.

Forscher haben herausgefunden, dass 30 bis 50 Prozent unseres täglichen Handelns und Tuns automatisch ablaufen. Zugegeben, das Positive an der Zahl, so erschreckend hoch Sie uns auch erscheinen mag, ist, dass unser Gehirn so genug Kapazität für die wirklich wichtigen Entscheidungen und Aktivitäten hat. Würde weniger automatisch beziehungsweise routiniert ablaufen, wären wir mental viel schneller erschöpft.

Gerade unter Stress oder in turbulenten Zeiten können uns diese Routinen helfen, gesund und leistungsfähig zu bleiben. Denn unter Anspannung greifen wir auf Gewohntes zurück. Im Umkehrschluss bedeutet das allerdings auch, dass wir uns dann unserer schlechteren Angewohnheiten bedienen. Unser Gehirn differenziert nicht zwischen guten und schlechten Angewohnheiten. Ist etwas zur Routine geworden, dann wägen wir nicht jedes Mal ab, warum und ob wir es tun sollen. Es läuft sozusagen automatisch im Hintergrund ab.

Wie sich Verhalten dauerhaft verändern lässt und wie daraus Routinen entstehen, darüber forschen und schreiben Wissenschaftler schon seit Jahrzehnten. Der eine nennt es Zielsetzung, der andere Wunscherfüllung oder Gelingen, wieder ein anderer Sieg über den inneren Schweinehund. Gemeinsam ist allen, dass daraus letztendlich eine Verhaltensänderung resultieren soll. Denn diese angestrebte positive Verhaltensänderungen sollen sich zu einer dauerhaften Gewohnheit – einer Routine – entwickeln.

Doch wie gelingt das? Einfach ist es nicht, das wissen wir aus einem leidvollen Blick in die Vergangenheit: Neujahrsvorsätze, die bereits am 5. Januar obsolet waren, oder Diätvorhaben, die unser Selbstbewusstsein crashten, aber nicht unser Gewicht. Wenn wir noch einmal zurückblicken, dann werden wir sehen, dass nachhaltige Verhaltensänderungen oftmals einen schmerzhaften Auslöser hatten. Stimmt! Besonders empfänglich für Verhaltensänderungen sind wir in den *teachable moments*. So nennen Verhaltensforscher die Momente, in denen wir gezwungen werden oder empfänglich sind für unser eigenes Change-Management. Das kann ein Impuls von außen, wie der Verlust eines Menschen oder Jobs, oder ein anderes einschneidendes Erlebnis sein. Auch die alleinige Bereitschaft, sich eines Coachings zu unterziehen, einen Motivationsvortag zu besuchen oder an einem Workshop teilzunehmen, kann ein solcher Moment sein. Es zählt wie bei vielem im Leben das Momentum. Der Zeitpunkt entscheidet oftmals darüber, wie empfänglich wir sind.

Doch die Verhaltensänderungen, die Sie anstreben, sollen aus Ihrem Inneren kommen. Damit dies alles nachhaltig gelingt, sollten Sie folgende Regeln beherzigen.

Machen Sie Ihr neues Verhalten:

- **Deutlich und sichtbar:** Sie brauchen eine klare Zielsetzung und eine geeignete Infrastruktur. Ihr Ziel sollte nicht sein, weniger zu essen oder sich anders zu ernähren, sondern muss genauer beziffert oder erklärt werden (zum Beispiel, dass hinter »anders« vegetarisch, vegan oder Low Carb steckt). Machen Sie es sich selbst deutlich und schaffen Sie sich eine Umgebung, in der Ihr Vorhaben gelingen kann. Das fängt beim Lebensmitteleinkauf genauso an wie mit dem Herauslegen der Sportkleidung für die Trainingseinheit. Klare Botschaften, die Sie aussenden, helfen auch Ihrem Umfeld, Sie dabei zu unterstützen.
- **Attraktiv:** Lohnt sich für Sie diese Verhaltensänderung? Übt das Ziel einen so großen Reiz auf Sie aus, dass sich die Mühen auch wirklich lohnen werden? Beantworten Sie sich diese Frage unbedingt, denn so können Sie das Motiv für Ihr Streben überprüfen. Wollen Sie länger leben und leistungsfähiger sein, um auch im Alter noch viel zu erleben? Malen Sie sich das aus, was Ihre Verhaltensänderungen bewirken kann.
- **Leicht:** Nehmen Sie sich für den Anfang nicht allzu große Dinge vor. Es sollte für Sie zwar herausfordernd, aber doch realisierbar sein. Neben der Machbarkeit sollten Sie auch kontrollieren, ob Sie für ein solches Vorhaben überhaupt genug Zeit haben. Die zugegebenermaßen gesunde Verhaltensänderung – wie der komplette Verzicht auf Süßigkeiten – wird Sie zu Beginn scheitern lassen, da die Änderungen und damit der plötzliche Einschnitt viel zu groß sind. Reduzieren Sie lieber den Zuckerkonsum und essen Sie nur wenig oder an einem oder zwei Tagen in der Woche Süßigkeiten. Wenn Sie ein Schokoholic sind, dann greifen Sie zu »hochprozentiger« Schokolade mit viel Kakao, die zwar genauso viele Kalorien hat, aber viel weniger Zucker. Wenn Sie Yoga zur Entspannung machen wollen, beginnen sie mit zwei bis drei leichteren Übungen. Wenn Sie diese verinnerlicht haben, können Sie sich steigern,

aber Sie müssen nicht. Wir wetten, Sie sind jetzt schon beweglicher als noch vor dem Einstieg in die Asanas.
- **Befriedigend:** Arbeiten Sie mit kleinen Belohnungen, die letztendlich aber eine große Wirkung erzielen. Denn die Aussicht auf eine Belohnung ist eminent wichtig für eine Verhaltensänderung. Hirnforscher und Psychologen halten die intrinsische Belohnung, also die eigene Freude über das Erreichte und die damit verbundene Selbstbestätigung, für das größte Gut, da sich hier im Vergleich zu anderen Anerkennungen kein Sättigungseffekt einstellt. Stattdessen kann es die Motivation, dranzubleiben, noch verstärken.
- **Gemeinsam:** Gerade die soziale Komponente, also Mitstreiter zu haben, die vor der gleichen Herausforderung stehen, kann Ihnen helfen, Ihr Verhalten zu ändern. Es soll nicht zum klassischen Wettkampf kommen, aber ein wenig Konkurrenz kann helfen, auch in schwierigen Momenten bei der Stange zu bleiben. Zudem schweißen auch gemeinsame Hochgefühle und Krisen zusammen. Sie wissen, dass Sie nicht allein sind.

Entscheidend ist, dass Sie die für Sie wichtigen Tipps umsetzen. Ob dies das Massieren der Fußsohle mit dem Faszienball während des morgendlichen Zähneputzens oder ein spezielles Wind-down-Ritual vor dem Schlafengehen ist, ist letztendlich egal. Hauptsache die Tools und Anwendungen kommen Ihrer körperlichen und geistigen Leistungsfähigkeit zugute.

Für den Umgang mit typisch psychischem Stress hilft allerdings ein Ritual besser, da Sie sich hier bewusst darauf einlassen, während die Routinen von Ihnen nahezu unbemerkt ablaufen.

Es dauert mindestens 68 Tage (bis zu über 100 Tage) bis aus einem guten Vorsatz eine Gewohnheit werden kann. Dies hängt natürlich stark vom Ziel (dem Warum) und von den Wiederholungen ab. Doch hier gilt wie immer im Sport: Kontinuität ist Trumpf. Und je schneller Sie fühlen, dass Ihnen die Umstellung guttut, desto eher sind sie bereit, diesen manchmal steinigen Weg fortzusetzen.

Unser Organismus hilft uns hierbei auf ganz unterschiedlichen Wegen. Gerade beim Sport zeigen sich dank der schnellen Anpassungsfähigkeit schnell Erfolge. Am Beispiel von Liegestützen lässt sich das sehr gut verdeutlichen. Vom einen auf den anderen Tag können wir anstatt zehn plötzlich 15 Liegestütze machen. Probieren Sie es mal aus! Eine Leistungssteigerung um 50 Prozent? Steigerung ja, Leistung nicht so ganz. Denn Ihre Muskeln sind nicht plötzlich kräftiger oder stärker geworden, lediglich Ihre Bewegungsökonomie hat sich verbessert. Das passiert Ihnen übrigens als Anfänger beim Laufen, Schwimmen und Radfahren auch. Unsere Muskeln schalten beim zweiten Mal einfach schneller, weil unser Gehirn dazugelernt hat, wie er diese jetzt ansteuern muss.

Worauf warten Sie noch? Die 68-Tage-Challenge können Sie heute noch beginnen!

VOM BIOHACK ZUM RITUAL IN 68 TAGEN

Level 1: Biohack
Geben Sie sich jeweils mindestens 14 Tage Zeit, um unsere Tipps und Tricks auszuprobieren. Erwarten Sie bitte keine Wunder. Regeneration und Schlaf sind so komplex, dass nicht alles sofort und überhaupt funktioniert. Aber alles, was wir hier aufführen, sind Ansätze, die auch von führenden Wissenschaftlern promotet werden.

Level 2: Routine
Im Level 2, das sich über 54 Tage hinziehen kann, versuchen Sie, aus einem Biohack eine Routine zu kreieren, die auch in Ihrem Alltag einen Platz findet. An manchen Tagen klappt es besser, an manchen Tagen wird es auch mal nicht funktionieren. Verlieren Sie nicht den Mut oder die Energie.

Level 3: Ritual
Tipps und Tricks, die funktionieren und sich dauerhaft gut anfühlen, haben das Potenzial, zu einem Ritual zu werden. Erst ab dem 68. Tag können Routinen zu einem Ritual werden. Der große Unterschied hierbei besteht in der Energie, die Sie aufwenden müssen, um diese Handlungen ablaufen zu lassen. Biohacks und Routinen müssen Sie noch aktiv steuern, Rituale dagegen werden durch unser Unterbewusstsein im Autopilot gemanagt.

FINDEN SIE IHREN RHYTHMUS

Der Mensch hat sich über einen Zeitraum von Tausenden von Jahren entwickelt und sein Biorhythmus hat sich dem Wechselspiel von Sonne und Mond angepasst. Licht und Dunkelheit waren zuverlässige Indikatoren dafür, ob sich der Körper im Wach- oder im Schlafmodus befinden sollte.

Wir befinden uns im Rhythmus zwischen Perioden harter Arbeit und Entspannung. Dabei gilt es nicht, Stress zu vermeiden. Wir brauchen Stress und intensive Belastungen, um wie Pflanzen zu wachsen und zu gedeihen, also stärker und leistungsfähiger zu werden. Dieses Wachsen und Gedeihen geschieht in den Phasen von Ruhe und Regeneration.

Stress + Regeneration = Wachstum

Schaffen Sie sich klare Grenzen zwischen Arbeits- (Trainings-) und Ruhezeiten. Dies ermöglicht es Ihnen, das Beste aus beiden Phasen herauszuholen. Wenn wir nicht ausreichend regeneriert sind, verbringen wir zwar oft einen ganzen Tag lang mit der Absicht zu arbeiten, aber richtig produktiv oder geschweige denn kreativ werden wir an solchen Tagen nie. Eigentlich ist dies reine Zeitverschwendung. Wir haben weder etwas auf die Reihe bekommen noch uns wirklich entspannt.

WENIGER ABLENKUNG

Eigentlich ist es völlig offensichtlich, dass es wenig zielführend ist, wenn wir zu den Zeiten, in denen wir in unserem Beruf kreativ und strategisch arbeiten wollen, Ablenkungen ausgesetzt sind. Unser Telefon ist eingeschaltet, der Browser am Rechner ist geöffnet und wir werden ständig mit Push-Benachrichtigungen und Mails überschwemmt. Wussten Sie, dass Menschen am Computerarbeitsplatz ihre E-Mails im Durchschnitt 74-mal am Tag überprüfen, also alle sieben Minuten verteilt über einen achtstündigen Arbeitstag? Diese und andere Ablenkungen werden als externe Performance-Killer bezeichnet. Sie sind nicht nur Zeiträuber, sondern saugen auch eine ganze Menge unserer so wertvollen Energie weg. Denn: Unser Gehirn ist gar nicht gut darin, zwischen verschiedenen Aufgaben hin- und herzuswitchen.

Sobald wir bei einer Aufgabe unterbrochen werden, brauchen wir ungefähr zwei Minuten, bis unser Gehirn wieder die maximale Arbeitsgeschwindigkeit aufgenommen hat. Und in der Regel dauert es nicht lange, bis wir wieder abgelenkt werden. Die Studien der Psychologin Gloria Mark zeigen, dass wir etwa alle elf Minuten in unserem Handlungsstrang unterbrochen werden.[27]

MACHEN SIE MAL EINE PAUSE

Wir wissen alle, wie wichtig es ist, Pausen einzulegen. Denn: Wir können nur über einen begrenzten Zeitraum wirklich effektiv und kreativ arbeiten. Die NASA sagt, dass dieser Zeitraum nur etwa 90 Minuten beträgt. Danach sollten wir eine Pause einlegen. Denken Sie immer an die oszillierende Sinuskurve. Das Prinzip der Oszillation ist ein rhythmischer Wechsel aus Anspannungs- und Entspannungsphasen.

Wir brauchen die Schwingungen in beide Richtungen – katabol und anabol –, um nachhaltig leistungsfähig zu bleiben oder zu werden. Zu viel oder zu wenig von dem einen oder anderen und wir werden nie unser Potenzial ausschöpfen können. Die Wörter katabol und anabol haben beide Ihren Ursprung im Griechischen. Katabol steht für Abbauprozesse, anabol für körperaufbauende Prozesse.

Arbeit und Regeneration sind keine Gegensätze wie Schwarz und Weiß oder Gut und Böse, sie sind zwei Seiten auf derselben Medaille oder noch besser die Hochs und Tiefs auf der Sinuskurve des Lebens. Man kann die Höhen nicht ohne die Tiefen erleben. Keines von beiden kann ohne das andere existieren.

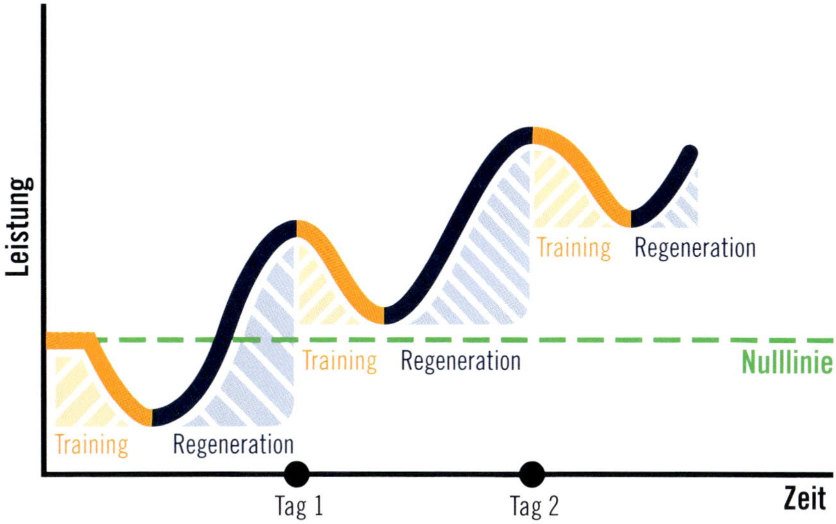

Sie werden nur dann leistungsfähiger, wenn die Regenerationszeit ausreichend lang ist.

Es ist die hohe Kunst des Alltags, die Pausenlänge perfekt auf die Trainingsintensität beziehungsweise die Intensität der Arbeit abzustimmen. Bei den Pausen gilt genauso wie für das Training: Die Qualität und Quantität bestimmen den Effekt.

Während das exakte Verhältnis zwischen Arbeit beziehungsweise Training und Erholung von den Anforderungen und der Intensität des Tuns und dem Ladestand Ihrer körpereigenen Akkus abhängt, ist das Prinzip klar: Der Wechsel zwischen 50 bis 90 Minuten intensiver Arbeit und Erholungspausen von sieben bis 20 Minuten ermöglicht es Ihnen, die für Spitzenleistungen erforderliche körperliche, kognitive und emotionale Energie aufrechtzuerhalten.

Es zählt bei den Pausen aber nicht nur das Ob, sondern auch das Wie. Wissenschaftler sind sich einig, dass manche Pausen besser sind als andere. Kelly McGonigal beschreibt in ihrem Buch *The Willpower Instinct* mehrere gute Strategien zum Stressabbau: Sport treiben oder spielen, beten oder einen Gottesdienst besuchen, lesen, Musik hören, Zeit mit Freunden oder Familie verbringen, sich massieren lassen, spazieren gehen, meditieren oder Yoga machen und Zeit mit einem kreativen Hobby verbringen. Als schlechte Strategien nennt sie Glücksspiel, einkaufen, rauchen, trinken, essen, Videospiele spielen, im Internet surfen und mehr als zwei Stunden lang fernsehen oder Filme schauen.[28]

OSZILLATION

Oszillation kommt vom lateinischen *oscillare*, was »schaukeln, schwanken« heißt. Damit werden die Vorgänge in unserem Körper beschrieben, während denen unsere Physiologie periodisch vom Ruhezustand abweicht.

Diese unkonstruktiven Pausen triggern unser Belohnungszentrum nur kurzfristig durch eine Dopaminfreisetzung. Die lohnenden Pausen setzen stimmungsaufhellende Neurotransmitter wie Serotonin und GABA (Gamma-Amino-Butter-Säure) sowie unser Wohlfühlhormon Oxytocin frei. Sie helfen auch dabei, die Stressreaktionen im Gehirn abzuschalten, die Stresshormone (Adrenalin und Cortisol) zu reduzieren und selbstheilende Entspannungsreaktionen einzuleiten.

Was natürlich die Frage aufwirft: Was tun Sie, um eine Pause einzulegen und Stress abzubauen?

Ihre Top-3-Pausen:

	Was	Konstruktiv oder unkonstruktiv
1		
2		
3		

MEDIENKONSUM

Digitale Medien wie Smartphones, Fernseher oder Computer sind allgegenwärtig. Wissenschaftlich belegt ist, dass die häufige Nutzung dieser Geräte Stress verursacht und unseren Schlaf beeinflusst. Gründe hierfür sind etwa ständige Ablenkung von anderen Aufgaben oder die Sorge, etwas Wichtiges zu verpassen. Auch das Gefühl, permanent erreichbar sein zu müssen, stresst uns psychisch und ist nicht gerade schlafförderlich. Zusätzlich zum Stress nutzen die Displays vieler digitalen Geräte (vor allem LED) das sogenannte blaue Licht. Dies aber unterdrückt die Produktion des Schlafhormons Melatonin.

Beide Faktoren – Stress und blaues Licht – sind denkbar ungünstige Voraussetzungen für erholsamen Schlaf. Daher wäre ein erster Schritt für einen erholsamen Schlaf, den Medienkonsum – vor allem in den Abendstunden – deutlich zu reduzieren. Diese digitale Entgiftung nennt sich neudeutsch *Digital Detox*.

Smartphones

In einer aktuellen Studie beobachteten Forscher aus Deutschland das Verhalten von 60 000 Smartphone-Nutzern.[29] Aus ihren Untersuchungen konnten sie besorgniserregende Erkenntnisse hinsichtlich unseres durchschnittlichen Nutzungsverhaltens ableiten:

TIPP

Achten Sie künftig sehr genau darauf, wie häufig und aus welchen Gründen Sie Ihr Smartphone in die Hand nehmen. Handy-Pausen tun gut.

- Pro Tag holen wir das Smartphone im Schnitt 88-mal aus dem Ruhezustand, um es aktiv zu nutzen.
- 35-mal machen wir dies, um die Uhrzeit zu checken oder nachzuschauen, ob wir eine neue Nachricht bekommen haben.
- 53-mal wird es zum Surfen, Chatten oder für eine andere App genutzt.

Somit unterbrechen wir etwa alle 18 Minuten unsere aktuellen Tätigkeiten, um auf das Smartphone zu blicken. Unterbrechungen sind verheerend für Konzentration und Arbeitseffizienz. Jede Störung unterbricht den Gedankenfluss, löscht Inhalte im Kurzzeitgedächtnis und löst eine innere Unruhe aus. Die direkte Rückkehr zum konzentrierten Arbeiten wird dadurch deutlich erschwert. Und wenn Arbeit deswegen liegen bleibt und sich auftürmt, stresst das noch weiter – ein Teufelskreis beginnt, der im schlimmsten Fall auch nachts noch anhält.

Fernsehen

Wir Deutschen nutzen aber nicht nur unsere Smartphones überaus fleißig, sondern auch TV, Mediatheken oder Streaming-Anbieter. Im Schnitt läuft hierzulande 221 Minuten pro Tag die Flimmerkiste. Der TV-Konsum ist überdies laut der bereits erwähnten Studie der Techniker Krankenkasse der Hauptgrund, der uns davon abhält, früher ins Bett zu gehen.

Über die verschiedenen Medien, die wir tagtäglich nutzen, erreichen uns mitunter auch Inhalte, die unseren Schlaf beeinträchtigen können. So können uns beispielsweise bestimmte Filme, Serien oder Dokumentationen so ängstigen oder emotional aufwühlen, dass danach an Schlaf erst einmal nicht mehr zu denken ist. Und damit sind nicht nur Horror-Filme gemeint. Vor allem spannungsgeladene Serien mit offenem Ausgang einer Episode (*Cliffhanger*) sorgen häufig dafür, dass wir schlecht in den Schlaf finden oder nachts sogar davon träumen.

E-Mails

In ähnlicher Art und Weise können uns aber auch Mails belasten. Ein Drittel der Deutschen checkt unmittelbar vor dem Schlafengehen noch einmal das Postfach. Eine Rüge der Vorgesetzten, schlechte Nachrichten oder eine endlose Tagesordnung für das Meeting am kommenden Tag können uns belasten und somit das Einschlafen erschweren.

Künstliches Licht

Neben den bislang genannten Aspekten gibt es aber auch eine weitere Störquelle, die eng mit dem Medienkonsum zusammenhängt – das Licht. Dies wiederum ist eng mit dem suprachiasmatischen Kern verknüpft, unserer inneren Uhr. Sie steuert die zirkadiane Rhythmik unseres Körpers und damit auch, wann wir wach sind und müde werden.

Wie hängen unsere innere Uhr und das Licht zusammen? Das für uns sichtbare Tageslicht umfasst ein großes Farbspektrum – von kühlen Violett- und Blautönen bis hin zu warmen orange-rötlichen Farben. Wenn die Sonne untergeht, wird es zum einen insgesamt dunkler, zum anderen verändert sich auch das Farbspektrum des restlichen Lichts. Die kühlen Farben werden rausgefiltert, was für den Menschen seit jeher den Zeitpunkt zum Schlafen signalisiert. Über unsere Augen nehmen wir diese Veränderungen des Lichtspektrums wahr. Die innere Uhr erkennt das und gibt durch die Freisetzung des Melatonins das Signal, den Einschlafprozess zu starten. Künstliches Licht – insbesondere jenes von LED-Lampen oder -Displays – hat indes einen großen Anteil blau-violetter Farbtöne. Das ist nicht nur schlecht für unsere Augen, sondern es wird unserer inneren Uhr auch vorgegaukelt, es sei noch Tag. Folglich setzt der Prozess, der den Schlaf einleitet, deutlich später ein. Dies gilt als wissenschaftlich gesichert und wurde in verschiedenen Experimenten nachgewiesen. Lesen wir abends beispielsweise ein beliebiges Buch auf einem Tablet – wohlgemerkt ohne Blaufilterfunktion –, wird die Melatoninausschüttung in diesem Zeitraum um bis zu 50 Prozent reduziert. Zudem verschiebt sich der Höhepunkt der Melatoninkonzentration um bis zu drei Stunden nach hinten, was das Einschlafen nach dem Lesen natürlich erschwert.

Aber nicht nur das Einschlafen leidet darunter, wenn wir zuvor auf Displays gestarrt haben. Zusätzlich

- fällt der REM-Schlaf kürzer aus,
- wird der Schlaf weniger erholsam und ist die Schläfrigkeit am nächsten Tag größer,
- erfolgt die Melatoninausschüttung mehrere weitere Tage mit Verzögerung.

Tipps für den richtigen Umgang mit Smartphone, Fernseher & Co.

Nachdem Sie nun die Auswirkungen des Medienkonsums auf den Schlaf kennengelernt haben, fragen Sie sich vermutlich, wie ein vernünftiger Umgang mit Smartphone, Fernseher und Co. konkret aussieht. Eine Patentlösung hierfür gibt es nicht, aber die folgenden Tipps können Ihnen helfen:

- **Bewusstsein schaffen:** Wie viel Zeit wir tatsächlich vor jeglichen Bildschirmen verbringen, bekommen wir erst mit, wenn wir uns mit dieser Frage ernsthaft beschäftigen. Notieren Sie sich mindestens eine Woche lang, wie viele Stunden und Minuten Sie täglich vor dem Fernseher, dem PC oder dem Tablet saßen. Zudem können Sie an einem Tag, an dem Sie nur zu

Hause sind, eine Strichliste führen, wie häufig Sie Ihr Smartphone in die Hand genommen und benutzt haben. Sie werden erstaunt sein.[30]

- **Offline-Zeit festlegen:** Eine sofortige und dauerhafte Verbannung aller digitalen Medien ist unrealistisch – und auch gar nicht nötig! Stattdessen sollten Sie feste Zeitfenster blocken, die frei von jeglichem Medienkonsum sind. Beginnen Sie zunächst täglich mit der letzten Stunde vor dem Einschlafen. Wenn es Ihnen guttut, kann dieses Fenster zeitlich weiter geöffnet werden.
- **No-Go-Areas bestimmen:** Hilfreich für die Entgiftung ist, digitale Medien aus einzelnen Lebensbereichen oder auch Räumen Ihrer Wohnung zu verbannen. Legen Sie einzelne Bereiche in Ihrem Umfeld fest, in denen Sie künftig nicht mehr auf irgendwelche Bildschirme starren wollen. Das kann neben dem Schlafzimmer (ganz wichtig) beispielsweise die Küche sein. Besonders schwer fällt vielen, auch auf der Toilette oder in Bus und U-Bahn auf Medienkonsum sowie bei Spaziergängen mit dem Kinderwagen oder dem Hund zu verzichten. Sie bestimmen die Regeln selbst. Seien Sie aber bitte konsequent.
- **Papierkalender nutzen:** Nicht alles, was wir im Alltag nutzen, muss online erfolgen. Manchmal sind herkömmliche Offline-Tools die bessere Wahl. Einen Blick auf den Computer beziehungsweise auf das Smartphone können Sie sich sparen, wenn Sie statt einer Terminkalender-App einen klassischen gedruckten Kalender verwenden – ganz nach alter Schule! Das Gleiche gilt für weitere Funktionen, über die Smartphones meist verfügen (zum Beispiel Wecker, Uhr, Taschenlampe, Notizblock). Wenn Sie stattdessen die ursprünglichen analogen Gegenstände und Geräte nutzen, sind Sie weniger auf digitale Medien angewiesen.
- **Push-Mitteilungen deaktivieren:** Ob Vibrieren, Piepen oder Blinken – das Smartphone fordert ständig unsere Aufmerksamkeit. Das zu ignorieren, ist gar nicht so einfach. Deaktivieren Sie lieber gleich Push-Benachrichtigungen und passen Sie Soundeinstellungen an.
- **Flugmodus nutzen:** Sicherlich ist Ihnen die Flugmodus-Funktion bereits bekannt, dennoch möchten wir Ihnen empfehlen, sie häufiger zu nutzen. Nicht nur im Flugzeug, auch tagsüber können Sie einfach mal Ihr Smartphone auf Flugmodus setzen, wenn Sie nicht abgelenkt werden wollen. Wenn Sie sich nachts nicht vom Smartphone trennen möchten oder es als Wecker einsetzen, dann sollten Sie unbedingt den Flugmodus nutzen, damit eine ungestörte Nachtruhe gewährleistet wird.
- **Reden statt chatten:** Es gibt inzwischen schon erste Arbeitgeber, die Aktionstage veranstalten, an denen explizit nur ein Austausch via Telefon oder Face-to-Face empfohlen wird. Dieser Ansatz ist erfreulich. Viele Dinge lassen sich mit einem Anruf oder persönlich tatsächlich schneller und umfassender klären als durch einen endlosen Austausch von Textnachrichten oder Mails. Hinzu kommt, dass eingehende Nachrichten jedes Mal erneut ablenken.

OFFLINE-ZEIT VOR DEM SCHLAFEN

Zwischen Medienkonsum und dem Zubettgehen sollte mindestens eine Stunde liegen. Es gibt genügend Offline-Aktivitäten, denen man stattdessen nachgehen kann.

NICHT VOR DEM FERNSEHER EINSCHLAFEN!

Viele Menschen schlafen tatsächlich bei laufendem Fernseher ganz gut ein. In gemütlicher Atmosphäre auf der Couch können sie sich entspannen und sinken so schnell in den Schlaf. Gesund ist das allerdings nicht, da die ersten Stunden des Schlafs die wichtigsten sind. Diese jedoch werden meist durch die Stimmen aus dem TV-Gerät und das Flackern des Bildwechsels gestört, sodass sie in diesen so wichtigen Stunden wieder wach werden. Meistens wanken sie danach ins Bett. Dort angekommen, fällt dann oftmals das erneute Einschlafen schwer, da durch den Schlaf auf der Couch schon etwas von dem zum Einschlafen nötigen Schlafdruck abgebaut wurde. Um einen erholsamen Schlaf zu genießen und Schlafstörungen vorzubeugen, sollten Sie sich unbedingt ein anderes Einschlafritual zulegen.

- **Anstand wahren:** In den Anfangsjahren von Mobiltelefonen galt es noch als unhöflich, das Handy im Restaurant auf den Tisch zu legen. Heute sind die Geräte oft die ständigen Begleiter ihrer Besitzer – auch beim Essen. Treffen Sie eine Vereinbarung mit Ihren Freunden, das Smartphone am Abend einfach mal in der Tasche zu lassen. Wenn Sie das nicht wollen, dann versuche Sie wenigstens, Ihr Smartphone beim Essen, im Kino oder bei anderen sozialen Ereignissen nicht zu nutzen.
- **Schnickschnack loswerden:** Wer eine Vielzahl von Apps oder Spielen auf seinem Smartphone hat, ist in höherem Maße dazu verleitet, sie auch zu nutzen. Befreien Sie sich von unnützen Programmen und reduzieren Sie ihre Anzahl auf ein Minimum. Studien besagen, dass man maximal nur acht Apps regelmäßig nutzt. Zudem können Sie in Bus und Bahn oder im Flugzeug auch einfach mal die Augen schließen und sich auf Ihre Atmung konzentrieren, anstatt zum Handy zu greifen. Nicht jede freie Minute muss mit medialer Ablenkung gefüllt werden. Durch diese bewusste Atmung schöpfen Sie im Übrigen neue Kraft.
- **Zeit lassen:** Es ist nicht wirklich sinnvoll, zwischendurch Mails zu checken, wenn die Zeit fehlt, diese zu bearbeiten. Im Gegenteil: Zu wissen, dass eine Mail beantwortet werden muss, stresst uns häufig mehr, als das Postfach erst gar nicht zu öffnen. Öffnen Sie Ihr Postfach nur dann, wenn Sie auch wirklich Zeit haben, zu reagieren. Keinesfalls nochmals kurz vor dem Schlafengehen!
- **Ausstieg wagen:** Eine radikale Lösung für die Ablenkung durch das Smartphone kann sein, auf ein Gerät ohne »smarte« Funktionen umzusteigen. Diese Mobiltelefone erfreuen sich immer größerer Beliebtheit. Vielleicht testen Sie es einmal zeitweise aus, ein älteres Mobiltelefon zu nutzen. Sie werden sich dann wahrscheinlich den einen oder anderen Spruch von Ihren Freunden anhören müssen, aber das sollte Sie nicht stören. Denken Sie daran, dass das alte Handy mittlerweile schon fast wieder modern ist.

Wir wissen natürlich, dass es Ihnen schwerfallen kann, diese Maßnahmen umzusetzen. Das ist anfangs ganz normal, wird aber mit der Zeit immer leichter! Wenn Sie die Tipps umsetzen wollen, aber einmal gegen einen Vorsatz verstoßen, macht das nichts. Versuchen Sie, am nächsten Tag wieder an Ihr Vorhaben anzuknüpfen und weiterzumachen. Keinesfalls sollen Sie denken: »Jetzt ist es auch egal!«, und wieder in alte Verhaltensmuster zurückfallen.

DIGITAL DETOX

Zu großer Medienkonsum kann unseren Schlaf negativ beeinflussen. Nun wollen wir mit Ihnen eine einwöchige, digitale Entgiftungskur starten. Beim Digital Detox geht es darum, den Medienkonsum bewusst zu reduzieren und somit mögliche Ursachen für schlechten Schlaf zu bekämpfen. Es wird herausfordernd für Sie werden, dafür aber auch enorm erkenntnisreich.

- Sie allein entscheiden, wie stark Sie die digitale Entgiftungskur umsetzen möchten. Sie haben die Wahl zwischen einer rigorosen Variante und einer anspruchsvollen Variante.
- Entscheiden Sie sich für eine der beiden Varianten und setzen Sie die Hinweise eine Woche lang um.
- Geben Sie nicht gleich auf, wenn Ihnen die Änderungen schwerfallen. Das ist anfangs ganz normal, wird aber mit der Zeit immer leichter.
- Wenn Sie allerdings merken, dass Sie das Ganze zu sehr stresst, dann hören Sie lieber auf und entwickeln Sie Ihre eigene Variante. Hier gilt das Motto: Nichts muss, alles kann.
- Wichtig: Wenn Sie während Ihrer digitalen Entgiftung rückfällig werden – also einmal gegen einen Vorsatz verstoßen –, macht das nichts. Versuchen Sie einfach, am nächsten Tag wieder an Ihr Vorhaben anzuknüpfen und weiterzumachen.
- Es kann durchaus spannend sein, wenn Sie während des Digital Detox ein Tagebuch führen. Wie ist es Ihnen an den einzelnen Tagen ergangen? Was hat Ihnen gefallen? Was ist Ihnen besonders schwergefallen? Beantworten Sie diese Fragen und gehen Sie dabei sehr offen mit Ihren Emotionen um. Diese Notizen können in der Zukunft noch sehr wertvoll für Sie werden, um die gemachten Erfahrungen ins Gedächtnis zu rufen.

Variante 1: rigoros

Bei dieser Variante verzichten Sie eine Woche lang komplett auf jeglichen privaten Medienkonsum:

- Kein Internet
- Kein TV
- Kein WhatsApp
- Keine Anrufe mit dem Handy
- Keine Musik über das Handy
- Keine Podcasts über das Handy

Lediglich Medienkonsum, der für die Erfüllung Ihres Berufs dringend erforderlich ist, ist bei dieser Variante erlaubt, und das auch nur während klar definierter Arbeitszeiten. Am besten schalten Sie alle elektronischen Geräte ab, die Sie privat nutzen, und schalten diese frühestens in einer Woche wieder ein. Anrufe über ein Festnetztelefon sind möglich.

Diese rigorose Variante des Digital Detox erfordert eine kleine Vorbereitung, vor allem wenn Sie Ihr Handy bislang als Uhr, Kalender oder Wecker genutzt haben. Zudem sollten Sie Ihren engsten Vertrauten und gegebenenfalls Ihren Arbeitgeber über Ihr Vorhaben in Kenntnis setzen.

Genießen Sie die medienfreie Zeit und suchen Sie sich spezielle Offline-Hobbys, die Sie stattdessen machen. Vielleicht ist auch ein Treffen mit jemandem möglich, den Sie schon länger nicht mehr gesehen haben? Wenn Sie im Flugzeug oder in der Bahn sitzen, dann nutzen Sie die gewonnene medienfreie Zeit, um das Umfeld und Ihre Mitmenschen zu beobachten. Das ist spannend. Und wenn Ihnen danach ist, lächeln Sie doch ruhig auch einmal die eine oder andere Person an.

Variante 2: anspruchsvoll

Diese Variante erlaubt Ihnen eingeschränkten Medienkonsum. Letztlich entscheiden Sie natürlich selbst, wie Sie verfahren wollen.

- Das Handy können Sie als Wecker, Uhr und zum Hören von Musik oder Podcasts nutzen. Versuchen Sie aber, Zeitfenster festzulegen, in denen Sie das Handy bewusst nicht bei sich haben (zum Beispiel beim Fitnesstraining oder Einkaufen).
- Eingehende Nachrichten oder Anrufe beachten Sie nicht. Stellen Sie den Klingelton bewusst aus (auch kein Vibrationsalarm) oder nutzen Sie den Flugmodus. Push-Nachrichten stellen Sie am besten ganz ab.
- Für Rückrufe, das Beantworten von Nachrichten oder die Nutzung wichtiger Apps haben Sie am Tag nur zweimal 20 Minuten Zeit. Teilen Sie sich das Zeitkontingent gut ein (zum Beispiel einmal in der Mittagspause und einmal am frühen Abend).
- Virtuelle Spiele, TV-Konsum oder Internetsurfen (zum Beispiel Facebook, Youtube, Onlinemagazine) sind nicht gestattet.
- In Momenten, in denen Sie das Handy üblicherweise in die Hand nehmen, weil Sie quasi nichts Besseres zu tun haben (zum Beispiel beim Busfahren), nehmen Sie es explizit nicht in die Hand.
- Als Terminkalender und für Notizen nutzen Sie am besten einen gewöhnlichen Print-Kalender oder normales Papier.

Auch eine Woche mit stark eingeschränktem Medienkonsum benötigt etwas Vorbereitung. Gegebenenfalls sollten Sie Ihre engsten Vertrauten und Ihren Arbeitgeber informieren.

Nicht jede freie Minute muss irgendwie genutzt werden. Genießen Sie es auch einfach mal, nichts zu tun. Oder beobachte Sie Ihr Umfeld und die Menschen auf den Straßen. Und lächeln Sie ein wenig mehr als ohnehin schon.

ERSTE HILFE BEI EINSCHLAFPROBLEMEN

Nach einem anstrengenden und harten Arbeits-, Trainings- oder Wettkampftag fällt es vielen von uns schwer, sich zu entspannen und sich auf eine gute und ruhige Nacht vorzubereiten. Viel zu oft haben wir bis spät in die Nacht gearbeitet, gelesen, den Wettkampf reflektiert oder, noch viel schlimmer, Fernsehen geschaut. Eigentlich wären wir bereit einzuschlafen, können es aber nicht. Unser Kopf ist noch voll von Gedanken, die zu dieser Tageszeit »kein Mensch mehr braucht«. Gerade die letzten 30 bis 60 Minuten des Tages bestimmen zu einem Großteil mit, wie gut die darauffolgende Nacht für uns sein wird.

Damit Sie auch in Zukunft viele dieser wirklich guten Nächte haben werden, haben wir ihnen aus unterschiedlichen Tools ein Abendritual zusammengestellt.

SCHLUSS MIT SCHÄFCHEN ZÄHLEN: WIND-DOWN-RITUAL

Starten Sie das Gute-Nacht-Ritual direkt nach dem abendlichen Zähneputzen. Sie können es natürlich nach ihren Bedürfnissen justieren und tunen und müssen sich nicht auf die Sekunde genau an die Abläufe halten. Allerdings werden Sie feststellen, dass Ihr neues Ritual einem Countdown zum Schlafen gleichkommt.

Minute 0 bis Minute 5: Verspannungen lösen

Kopfschmerzen, Nackenschmerzen und Rückenschmerzen zählen zu den am meisten verbreiteten Beschwerden in der westlichen Zivilisation. Sie machen uns nicht nur am Tag das Leben zur Hölle, sondern berauben uns auch unseres wertvollen Schlafs. Oftmals ist der Auslöser für diese Beschwerden nur eine Fehlregulation der Muskelspannung. Die Selbstmassagen mit der Faszienrolle eignen sich perfekt, um den Muskeltonus am Ende des Tages noch einmal herunterzuregeln (siehe Seite 119). Massieren Sie langsam von den Füßen hoch bis zum Kopf. Achten Sie bei der Selbstmassage darauf, dass Sie diese langsamer und mit weniger Druck ausüben, als Sie es vielleicht sonst nach dem Sport gewohnt sind. Und versuchen Sie, während der gesamten Zeit bewusst zu atmen. Atmen Sie dabei länger aus als ein.

SELBSTMASSAGE

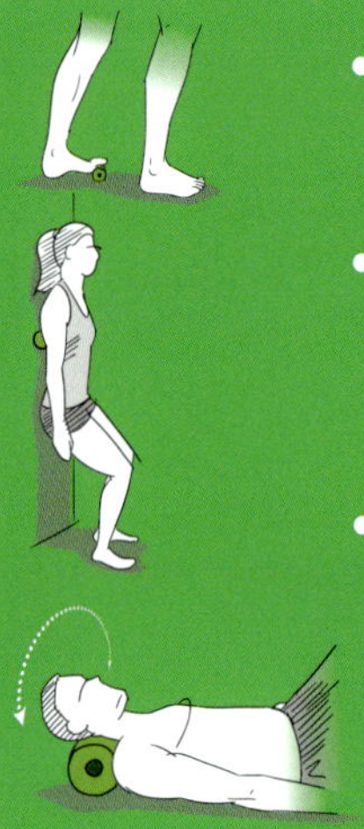

- **Fußmassage:** Rollen Sie mit einer kleinen Faszienrolle oder einem Ball unter der rechten Fußsohle hin und her. Wechseln Sie nach einer Minute die Seiten.
- **Rückenmassage:** Klemmen Sie im Stand einen Duoball oder eine Faszienrolle waagerecht zwischen Ihren Rücken und die Wand und rollen Sie durch langsames Beugen und Strecken der Knie auf und ab.
- **Nackenmassage:** Platzieren Sie die Faszienrolle in Rückenlage unter der Schädelnaht, wo die gesamte kurze Nackenmuskulatur am Kopf ansetzt. Rotieren Sie nun Ihren Kopf langsam nach links und rechts und nicken Sie gleichzeitig ganz diskret beziehungsweise leicht nach vorn. Auf dem Weg zurück in die Ausgangsposition können Sie mit dem Kopf leichte wackelnde Bewegungen durchführen.

Minute 5 bis Minute 10: den Tag beenden

Nehmen Sie sich etwa fünf Minuten Zeit und reflektieren Sie die Geschehnisse des Tages. Sie können dies gern auch in schriftlicher Form tun. Es ist ganz einfach: Notieren Sie drei Punkte oder Geschehnisse, für die Sie an diesem Tag dankbar waren.

Minute 10 bis Minute 20: Vorschau auf den folgenden Tag

Ebenso wichtig wie die Nachbereitung des Tages ist die Vorbereitung des neuen Tages. Wir gehen entspannter ins Bett, wenn wir wissen, was uns am nächsten Tag alles erwartet. So nehmen wir auch unserem Gehirn den Stress und entlasten es. Fragen Sie sich, ob Sie irgendwelche wichtigen Meetings oder Telefonate haben. Anstehenden Deadlines? Oder irgendetwas Wichtiges, das sie auf keinen Fall vergessen dürfen?

Wenn diese wichtigen Punkte nicht niedergeschrieben werden, können Sie schnell das Kopfkino antriggern und uns am sanften Einschlafen hindern. Sobald unsere Gedanken aber auf Papier gebracht sind, kann unser Gehirn loslassen. Wir verlagern unsere To-dos von unserem Gehirn auf die Liste.

Minute 20 bis Minute 25: das Outfit für morgen

Überlegungen anzustellen, was wir am morgigen Tag anziehen werden, hat nichts mit Eitelkeit zu tun, dafür aber mit cleverem mentalem Energiemanagement. Denn wir haben leider nur ein gewisses Maß an Energie für Entscheidungen an einem Tag zur Verfügung. Es klingt vielleicht banal, aber selbst kleinste Entscheidungen über Ihre Kleidung können Ihre Produktivität nachteilig beeinträchtigen und in ungünstigen Momenten sogar aus der Fassung bringen. Oder aber Sie machen sich das Leben noch viel einfacher, in dem Sie im Alltag immer das Gleiche anziehen. Populäre Beispiele hierbei sind Steve Jobs, der Gründer von Apple, und Mark Zuckerberg, der Gründer von Facebook. Sie beide sind beziehungsweise waren für Ihr immer gleiches Outfit bekannt.

Minute 25 bis Minute 30: Schlafumgebung vorbereiten

Bevor Sie unter Ihre Bettdecke schlüpfen, lüften Sie noch einmal kurz Ihr Schlafzimmer durch und schütteln Sie Kissen und Decke auf. Außerdem können Sie ein wenig Duft in Ihrem Schlafzimmer versprühen – sozusagen eine kleine Aromatherapie durchführen. Sprühen Sie dazu einfach etwas Lavendelöl oder einen anderen Ihnen angenehmem Geruch auf Ihr Kissen oder ein Taschentuch, das Sie neben Ihr Kopfteil legen. Sie können auch einen Tropfen Aromaöl an der Stirn oder auf der Innenseite der Handgelenke auftragen. Entscheidend bei der Wahl des Aromas ist, dass dessen Duft Sie auch entspannen lässt und nicht anregend wirkt.

Jetzt bleibt uns nur noch, Ihnen eine gute Nacht zu wünschen!

KOPFKINO-METHODE

Auch wenn Sie sich an die verschiedenen Schritte im dargestellten Ritual halten, kann es sein, dass der Schlaf auf sich warten lässt, da Ihre Gedanken munter Karussell fahren. Für diesen Fall haben wir innovative und praxiserprobte Techniken vorbereitet.

Es gibt eine Vielzahl unterschiedlicher Wege, um aus dem schlafraubenden Gedankenkarussell auszusteigen. Die Kopfkino-Methode ist eine bewährte Übung, die Ihnen helfen kann, mit ungelösten Problemen oder anderen Sorgen umzugehen und zur Ruhe zu kommen. Auch wenn das Vorgehen dabei auf den ersten Blick paradox erscheint.

Stellen Sie sich einen Wecker oder die Timer-Funktion Ihres Smartphones auf exakt fünf Minuten. Beschäftigen Sie sich in diesen fünf Minuten ganz bewusst mit den Gedanken, die Sie nicht loslassen. Stellen Sie sich nach Ablauf der Zeit folgende Fragen:

1. Welche Kenntnisse habe ich gewonnen?
2. Geht es mir jetzt besser?
3. Ist mir meine Situation klarer geworden?

Auch wenn Sie alle Fragen mit Nein beantworten – macht nichts! Dieses bewusst zeitbegrenzte, intensive Grübeln und das nachfolgende Reflektieren führen oft zu einem neuen Zugang oder einer Distanzierung, was die Unterbrechung des Gedankenkreislaufs erleichtert und Sie zur Ruhe kommen lässt.

GEDANKEN-STOPP

Wie kann man den Gedankenkreislauf durchbrechen, wenn man abends im Bett liegt und partout nicht einschlafen kann? Der Gedanken-Stopp ist eine Technik, die Ihnen weiterhelfen kann. Sie müssen nur bereit sein, es immer wieder zu versuchen. Zudem ist für die erfolgreiche Anwendung eine weitere Technik wichtig.

1. Idealerweise grübeln wir im Bett gar nicht. Das Bett ist für Schlaf und Sexualität da, nicht zum Nachdenken. Wenn Sie doch einmal von einem Gedanken zum nächsten kommen, dann sagen Sie in Gedanken laut: »Stopp!«
2. In diesem Moment stellen Sie sich ein großes, rotes Stopp- Schild vor. Malen Sie es sich in Gedanken aus: Wie sehen die Buchstaben aus? Welchen Rotton nehmen Sie wahr?
3. Um den Gedanken-Stopp zu verstärken, können Sie ihn mit einem taktilen Körpersignal verbinden (zum Beispiel einem »Fingerschnick« gegen Ihr Handgelenk).
4. Nachdem Sie Ihren Gedankenkreislauf durch den Gedanken-Stopp unterbrochen haben, müssen Sie Ihre Gedanken auf etwas anderes lenken – beispielsweise das Ruhebild.

MIT DER TO-DO-LISTE INS LAND DER TRÄUME

Gedankenkino kurz vorm Schlafengehen ist einer der Hauptgründe, der uns länger wachhält. Frühere Untersuchungen haben gezeigt, dass das Niederschreiben der eigenen Sorgen dabei helfen kann, besser einzuschlafen. Eine neue Studie der Baylor University in Texas[31] hat gezeigt, dass die Probanden, die vor dem Schlafengehen eine detaillierte To-do Liste für die nächsten Tage schrieben, schneller einschliefen als diejenigen, die über abgeschlossene Aktivitäten schrieben. Das Geheimnis des Erfolges besteht wohl im Abladen von Themen und den damit verbundenen Sorgen, bevor diese zum Kopfkino werden können.

RUHEBILD

Um nach dem Gedanken-Stopp zu verhindern, dass das Gedankenkarussell wieder an Fahrt aufnimmt, sollten Sie an etwas Schönes und Beruhigendes denken. Mit dem Ruhebild schaffen Sie einen mentalen Rückzugsort, an den Sie immer fliehen können, wenn Sie Ablenkung brauchen.

1. Stellen Sie sich ein schönes Bild vor, beispielsweise eine Landschaft oder eine Situation, die Ihnen angenehm in Erinnerung ist. Dieses Bild sollte Ruhe ausstrahlen und keine anderen Personen (außer gegebenenfalls Sie selbst) beinhalten. Es sollten keine hektischen oder schnellen Aktivitäten darin vorkommen.
2. Versetzen Sie sich in dieses Bild hinein und versuchen Sie, sich die Situation mit allen Sinnen vorstellen. Wie riecht es dort? Was höre ich? Wie schmeckt es? Wie fühlt sich der Boden an? Konzentrieren Sie sich darauf und versuchen Sie, so viele Sinneseindrücke wie möglich zu sammeln. In der Regel werden Sie dann schnell in den Schlaf finden.

Das Ruhebild hat schon vielen Menschen mit Einschlafproblemen geholfen. Wenn es nicht gleich auf Anhieb klappt, bleiben Sie geduldig. Sie müssen sich wirklich darauf einlassen.

WACHEXPERTE

Wach bleiben, um endlich einschlafen zu können? Klingt seltsam, wirkt aber hervorragend! Wir zeigen Ihnen, wie es geht – mit dem Wachexperten.

Die Übung ist denkbar simpel: Legen Sie sich abends ins Bett und versuchen Sie, unter allen Umständen so lange wie nur irgendwie möglich wach zu bleiben. Testen Sie diese Technik zunächst am Wochenende aus. Denn tags darauf ist eine große Müdigkeit wahrscheinlich – und erwünscht!

Sie fragen sich vielleicht, was das Ganze bringen soll. Dahinter steckt das psychologische Phänomen der paradoxen Intention. Durch das beabsichtigte Wachbleiben wird die Sorge oder gar Angst, nicht einschlafen zu können, reduziert. Das wirkt entspannend und erleichtert dadurch sogar das Einschlafen. Ein zweiter Effekt der Übung: Durch den möglichen Schlafmangel erhöht sich am nächsten Tag der Schlafdruck, weswegen Ihnen das Einschlafen in der darauffolgenden Nacht leichter fallen sollte.

SCHLAFRESTRIKTION

Mehr Schlaf durch weniger Schlaf? Das hört sich für Sie im ersten Moment vielleicht paradox an. Aber die Schlafrestriktion, also Schlafzeitbeschränkung, ist eine medizinisch anerkannte Methode, um Insomnie zu behandeln. Insbesondere bei Durch- und sogenannten Ausschlafstörungen kann die Schlafrestriktion helfen. Allerdings ist es eine sehr anspruchsvolle Methode. Sie müssen dafür mindestens zwei Wochen lang ein Schlaftagebuch geführt haben.

1. Nehmen Sie Ihr ausgefülltes Schlaftagebuch der vergangenen zwei Wochen und berechnen Sie, wie lange Sie in dieser Zeit im Schnitt nachts geschlafen haben – nicht wie lange Sie im Bett lagen!
2. Verkürzen Sie die Bettzeit der kommenden sieben Nächte auf die mittlere Schlafdauer der vorangegangenen zwei Wochen – allerdings keinesfalls unter 4,5 Stunden. Wenn Sie beispielsweise um 6:30 Uhr aufstehen müssen und Ihre mittlere Schlafdauer zuvor fünf Stunden betrug, dürfen Sie vorerst nicht vor 01:30 Uhr ins Bett.
3. Behalten Sie die Bettzeit, mit der Sie starten, mindestens eine Woche bei.
4. Berechnen Sie für jeden Tag die sogenannte Schlafeffizienz. Nutzen Sie hierfür die Angaben aus Ihrem ausgefüllten Schlaftagebuch.
5. Beim Erreichen einer Schlafeffizienz von 85 Prozent und mehr können Sie die Bettzeit in der darauffolgenden Woche erhöhen und eine halbe Stunde früher ins Bett gehen. Wird die Schlafeffizienz von 85 Prozent in keiner Nacht erreicht, müssen Sie in der darauffolgenden Woche weitere 30 Minuten später ins Bett.
6. Führen Sie die Schlafrestriktion so lange durch, bis Sie eine Bettzeit erreichen, die Sie erfrischt, ausgeruht und erholt aufwachen lässt.

Der große Vorteil der Schlafrestriktion ist, dass Sie diese im eigenen Tempo durchführen können. Sie verlangt jedoch große Disziplin, da die Bettzeit ganz strikt eingehalten werden muss. Belohnt werden Sie dann aber durch besseren Schlaf!

TIPPS UND TRICKS FÜR VIELREISENDE

Nicht nur zu Hause, sondern auch unterwegs können Sie einiges dafür tun, besser zu schlafen. Keine Sorge, Ihr eigenes Bett brauchen Sie nicht mit auf Reisen zu nehmen, wobei dies vermutlich sogar eine gute Methode wäre!

First-Night-Effect

Vermutlich kennen Sie das: Sie sind unterwegs – beispielsweise auf Geschäftsreise oder im Urlaub – und es will abends mit dem Schlafen am Zielort nicht so recht klappen. Dieses Phänomen ist zwischenzeitlich wissenschaftlich erforscht und nennt sich First-Night-Effect.

Symptome dieses Phänomens sind beispielsweise eine längere Einschlafdauer sowie störungsanfälliger und fragmentierter Schlaf – allesamt Faktoren, die uns morgens weniger erholt in den neuen Tag starten lassen.

Aber warum ist das so? Dieses Phänomen hat sich im Laufe der Evolution keineswegs einfach so entwickelt, sondern es dient beziehungsweise diente früher einem Zweck: Schliefen unsere Vorfahren bei der Jagd beispielsweise in einer fremden Höhle, konnten sie nie sicher sein, dass der eigentliche Bewohner der Höhle nicht doch unerwartet zurückkehrte und angriff. Wenngleich wir heute nicht mehr in Höhlen übernachten, der Effekt bleibt der Gleiche: Beim Schlafen in fremder Umgebung fährt unser Gehirn häufig nicht ganz herunter, um im Falle einer bösen Überraschung schnell reagieren zu können. Erst wenn wir die Erfahrung gemacht haben, dass es vor Ort sicher ist, kehrt der gewohnt tiefe und erholsame Schlaf zurück.

Mit folgenden Tipps können Sie den First-Night-Effect auf Reisen lindern:

- **Reisen Sie mit Ihrem eigenen Kissen:** Das vertraute Gefühl des Bezugs auf der Haut oder der angenehme Geruch des eigenen Weichspülers simulieren Heimat in der Ferne und lassen Sie besser schlafen.
- **Sorgen Sie für vertraute Atmosphäre:** Stellen Sie bei sich zu Hause beispielsweise ein Säckchen mit Lavendel oder duftenden Zirbelholzspänen auf das Nachttischchen. Wenn Sie verreisen, reicht es oftmals, dieses Säckchen mitzunehmen, um in der Fremde einen vertrauten Geruch zu erzeugen.
- **Rituale liefern Struktur:** Versuchen Sie auch in fremder Umgebung all Ihre Zubettgehrituale beizubehalten – beispielsweise das Lösen eines Sudoku-Rätsels, die warme Milch mit Honig oder das gemütliche Rollen auf der Faszienrolle. Der Eindruck, sich in kompletter Fremde zu befinden, wird durch diese vertrauten Rituale reduziert.
- **Bleiben Sie entspannt:** Entspannung ist das Beet, auf dem erholsamer Schlaf wachsen kann. Um dieses Beet zu bestellen, bieten sich verschiedene Entspannungsübungen an. Von Atemübungen über autogenes Training bis hin zur progressiven Muskelentspannung. Beispiele hierfür haben wir für Sie in diesem Buch zusammengefasst.
- **Übung macht den Meister:** Je mehr wir reisen, desto gleichgültiger reagiert das Gehirn auf die veränderte Umgebung, was den Effekt abschwächt. Bleiben Sie also gelassen, wenn Sie häufig unterwegs sind, werden Sie diesen Effekt bald kaum noch verspüren.

Besser schlafen auf Geschäftsreisen

Geschäftsreisen können anstrengend sein. Und nicht nur das: Aktuelle Untersuchungen zeigen, dass sie auch nicht allzu gesund sind. Forscher der Columbia University und der University of New York beispielsweise konnten unlängst zeigen, dass Menschen, die pro Monat zwei Wochen oder mehr auf Geschäftsreise sind, anfälliger für psychische Leiden wie Angststörungen oder Depressionen sind. Zudem rauchen sie mehr und trinken mehr Alkohol. Doch mit der richtigen Vorbereitung und ein paar Kniffen lassen sich diese negativen Folgen von Businesstrips abfedern:

- **Vorbereitung ist alles:** Planen Sie die Reise bestmöglich bis ins letzte Detail. Dadurch reduzieren Sie die Wahrscheinlichkeit, dass etwas schiefgeht, was Stress verursacht.
- **Starten Sie erholt in die Reise:** Die Strapazen einer Geschäftsreise lassen sich in ausgeruhtem Zustand leichter verkraften. Gehen Sie also vor der Reise so früh ins Bett, wie es für Ihren Chronotypen noch passend ist.
- **Nutzen Sie Helferchen:** Ohrstöpsel, Augenbinde und Nackenhörnchen mögen mitunter etwas seltsam anmuten, aber sie tragen in hohem Maße dazu bei, Ihre Reise bequemer und entspannter zu machen.

Tipps gegen Jetlag

Es gibt verschiedene Möglichkeiten, das Auftreten beziehungsweise die negativen Folgen eines Jetlags zu bekämpfen. Die wirksamsten haben wir hier für Sie zusammengefasst:

- **Dem Jetlag vorbeugen:** Bei einer längeren Fernreise und einem Flug nach Osten empfiehlt sich, einige Tage vorher jeweils eine Stunde früher schlafen zu gehen und aufzustehen. Beim Flug nach Westen sollten Sie einige Tage vorher jeweils eine Stunde später schlafen gehen und aufstehen.
- **Auf Flugzeiten achten:** Wen Sie häufiger Probleme mit Jetlag hatten, sollten Sie bei der Flugbuchung darauf achten, möglichst am frühen Abend anzukommen. So müssen Sie vor Ort nicht lange warten, schlafen zu dürfen.
- **Richtig umstellen:** Bei kurzen Aufenthalten sollten Sie Ihren gewohnten Schlaf-Wach-Rhythmus beibehalten. Bei längerem Aufenthalt sollten Sie den Schlaf-Wach-Rhythmus unbedingt der neuen Umgebung anpassen. Auch wenn es schwerfällt: Halten Sie, ohne zu schlafen, bis zum Abend durch. So kommen Sie am besten in den neuen Rhythmus.
- **Sonne tanken:** Sonnenlicht hemmt die Produktion von Melatonin, das dafür sorgt, dass wir müde werden.
- **Sinnvoll essen:** Wenn Sie zu ungewöhnlichen Zeiten Hunger bekommen, essen Sie nur eine kleine Portion. Hauptmahlzeiten sollten Sie zu den ortstypischen Zeiten einnehmen.
- **Kontakte knüpfen:** Nehmen Sie am sozialen Leben der neuen Umgebung teil – egal, wie spät es zu Hause gerade sein mag.

Die besten Routinen für guten Schlaf

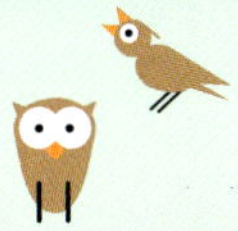

1. Auf die innere Uhr hören: Egal, ob Eule oder Lerche – berücksichtigen Sie Ihren Chronotyp im Alltag. Entsprechend Ihrer biologischen Uhr zu schlafen, lohnt sich.

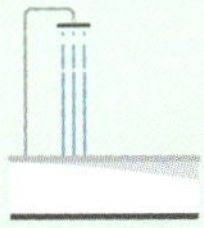

2. Rituale helfen: Ob ein Abendspaziergang oder ein heißes Bad – Rituale vor dem Schlafen können Ihnen helfen, zu entspannen und sich auf die Nacht vorzubereiten.

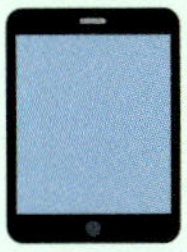

3. Serienjunkies aufgepasst: Ja, Netflix, Amazon Prime und Co. bieten viel. Aber Serienschauen oder sonstiger Medienkonsum sind nicht das richtige Einschlafritual. Wirklich nicht.

4. Zeiten einhalten: Immer zur ungefähr gleichen Zeit ins Bett zu gehen und aufzustehen wird Ihnen helfen. Weichen Sie am Wochenende und im Urlaub am besten nicht zu sehr davon ab.

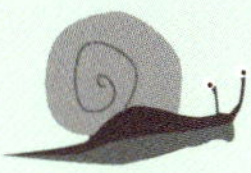

5. Nicht zu plötzlich: Ändern Sie Ihren (unregelmäßigen) Schlafrhythmus langsam, aber stetig. Abrupt funktioniert es meistens nicht.

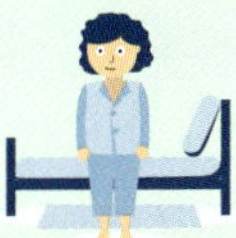

6. Weniger ist mehr: Auch wenn es verlockend scheint, vermeiden Sie es, zu viel zu schlafen, denn auch das kann müde machen.

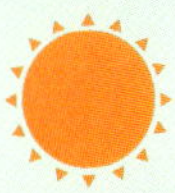

7. Guten Morgen, Sonne: Nach dem Aufstehen sollten Sie so viel natürliches Licht wie möglich aufnehmen. Das macht Ihren Körper wach und hebt die Stimmung.

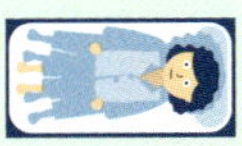

8. Kein Hin- und Herwälzen: Wenn Sie wirklich nicht schlafen können, sollten Sie Bett und Schlafzimmer verlassen. Hin- und Herwälzen bringt nichts und frustriert nur.

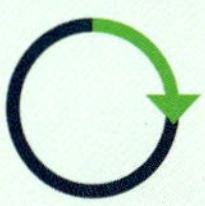

9. Mittagsschlaf: Regelmäßige Nickerchen von maximal 15 Minuten ab dem Zeitpunkt des Einschlafens steigern Ihre Leistungsfähigkeit. Allerdings empfehlen wir Ihnen das nur, wenn Sie keine Ein- oder Durchschlafprobleme haben.

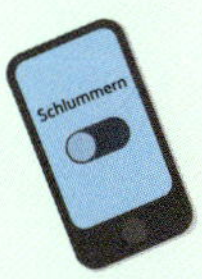

10. Nicht Snoozen: Auch wenn es schwerfällt – stehen Sie immer zeitnah auf, wenn der Wecker klingelt. Schenken Sie sich lieber von vornherein einige Minuten mehr Schlaf anstatt zu snoozen.

STICHWORTVERZEICHNIS

QUELLEN

1 Dieses Modell geht auf Simon Sinek zurück, Autor des Bestsellers *Frag immer erst: warum.*

2 Schlafstudie der Techniker Krankenkasse, 2017

3 Hans Selye: *The Stress of Life*. New York: McGraw-Hill, 1956

4 Grander, M. et al: »Sociodemographics, Poor Overall health, Cardiovascular Disease, Depression, Fatigue, and Daytime Sleepiness Associated with Social Jetlag Independent of Sleep duration and Insomnia«. In: *Sleep,* April 2017, 40/1: A396–A39

5 Jessen, N. A. et al.: »The Glymphatic System: A Beginner's Guide«. In: *Neurochem. Res.* Dezember 2015, 40/12: 2583-2599

6 Chang, A. et al.: »Evening use of light-emitting eReaders negatively affects sleep, circadian timing, and next-morning alertness«. In: *PNAS*, January 2015, 112/4: 1232-1237

7 Münztel, T. et al: »Cardiovascular effects of environmental noise exposure.« In: *Eur Heart J*, April 2014, 35 (13): 829–836

8 WHO-Richtlinien für Nachtlärm, American Speech-Language-Hearing Association

9 Leventhall, H. G. *Noise Health.* April–Juni 2004, 6 (23): 59–72

10 Ebd.

11 Macnaughton, L. S. et al.: »The response of muscle protein synthesis following whole-body resistance exercise is greater following 40 g than 20 g of ingested whey protein«. In: *Physiol. Rep.,* August 2016, 4/15

12 Hilfe finden Sie unter anderem auf den Seiten der Bundeszentrale für gesundheitliche Aufklärung (BZgA) unter www.rauchfrei-info.de.

13 Tipton, K.: »Essential amino acids and muscle protein recovery from resistance exercise«. In: *AJP Endocrinology and Metabolism* 283 (4): E648–657

14 Global Supplement Business report, 2018

15 Dollins, A. B. et al: »Effect of inducing nocturnal serum melatonin concentrations in daytime on sleep, mood, body temperature, and performance«. In: PNAS, März 1994, 91/5: 1824-1828

16 www.sleepcycle.com

17 http://spolex.de/lexikon/harnsaeure/ (aufgerufen am 12.18.2019

18 Pinheiro, N. et al.: »Conference Proceedings of the IEEE Engineering in Medicine and Biology Society«. August 2016: 2945-2949

19 de Zambotti, M. et al.: »The Sleep of the Ring: Comparison of the URA Sleep Tracker Against Polysomnography«. In: *Behav Sleep Med.,* März 2017 21: 1-15

20 Sluiter, J.: »The influence of work characteristics on the need for recovery and experienced health: a study on coach drivers«. In: *Journal Ergonomics,* 1999, 42

21 Devries, M.: »Supplemental protein in support of muscle mass and health: advantage whey«. In: *J Food Sci*, März 2015, 80/1: A8–A15

22 Bailey, D.: »Influence of cold-water immersion on indices of muscle damage following prolonged intermittent shuttle running«. In: *J Sports Sci*, September 2007, 25(11): 1163–1170

23 PORGES, S.: »The polyvagal theory: New insights into adaptive reactions of the autonomic nervous system«. In: *Cleve Clin J Med.*, April 2009, 76/2: S86–S90

24 Olsson, E. M, von Schéele, B.: »Relaxing on a bed of nails: an exploratory study of the effects on the autonomic, cardiovascular, and respiratory systems, and saliva cortisol«. In: *J Altern Complement Med.*, Januar 2011, 17/1: 5–12

25 Hettchen et al.: »Effects of Compression Tights on Recovery Parameters after Exercise Induced Muscle Damage: A Randomized Controlled Crossover Study«. In: *Evid Based Complement Alternat Med.* 2019, 2

26 Definition nach www.duden.de (aufgerufen am 12.8.2019)

27 Mark, G.: »The Cost of Interrupted Work: More Speed and Stress.« Januar 2008, DOI: 10.1145/1357054.1357072

28 McGonigal, Kelly: *The willpower instinct.* New York: Avery, 2013

29 Markowetz, A.: *Digitaler Burnout.* München: Droemer Knaur, 2015

30 Sie können auch ein automatisiertes Tracking mit der App *Rescue Time* (https://www.rescuetime.com) betreiben.

31 Scullin, M. K., Krueger, M. L., Ballard, H. K., Pruett, N., Bliwise, D. L.: »The effects of bedtime writing on difficulty falling asleep: A polysomnographic study comparing to-do lists and completed activity lists«. In: *Journal of Experimental Psychology: General*, 2018, 147/1: 139-146

DANKSAGUNG

Ein herzlicher Dank geht an Stefan Schaidnagel, Marcel Andrä, Jürgen Dürr, Marius Keckeisen, Lisa Steinmetz, Katharina Lüth, Tabea Haverkamp, Simone Anthes, Anja Kleinschmidt, Elena Gerhardt, Luana Schwarz, Sonja Maroscheck, Thomas Viegener, Maxim Krasilnikow und Jürgen Walter. Ohne eure Unterstützung und Mithilfe wäre dieses Buch nicht möglich gewesen.

ÜBER DIE AUTOREN

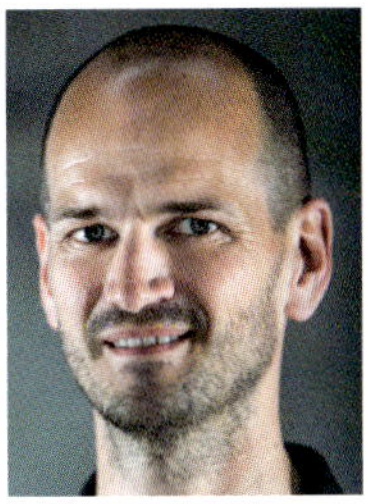

Dr. Lutz Graumann ist Arzt für Sportmedizin, Ernährungsmedizin und Chirotherapie. Sein Schwerpunkt liegt in der Förderung der individuellen Leistungsfähigkeit. Aufgrund seiner vielfachen Teilnahme an Forschungsprogrammen in den USA, Kanada und Europa gilt er als Kapazität im Bereich Performance Medicine und Functional Training. Seine beiden Bücher *Get Fit to Run* und *Funktionelles Faszientraining mit BLACKROLL®* erschienen im riva Verlag.

Dr. Utz Niklas Walter studierte an der Deutschen Sporthochschule Köln und promovierte im Bereich der betrieblichen Gesundheitsforschung. Dabei beschäftigte er sich intensiv mit den Auswirkungen von Schlaf auf die Leistungsfähigkeit. Als einer der führenden Schlafexperten in Deutschland berät er Unternehmen und deren Beschäftigte zu Schlaf und Regeneration. Zu seinen Referenzen zählen u.a. Bayer, Bosch, Daimler, Roche und die Polizei Baden-Württemberg. Über das Schlafportal www.letsleep.de bietet er auch Webinare und Videochats an.

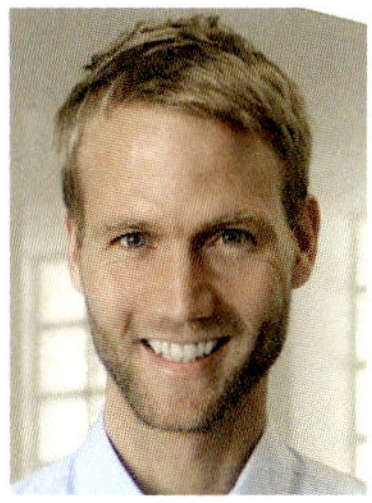

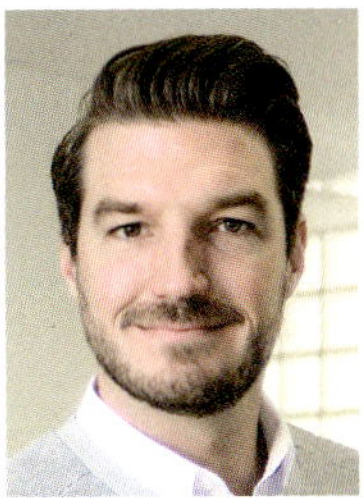

Dr. Fabian Krapf ist Sportwissenschaftler und hat im Bereich der Gesundheitspsychologie promoviert. Zu seinen Schwerpunkten zählen die Themen Schlaf und Männergesundheit. Er ist Leiter der deutschlandweiten Zukunftsstudie »whatsnext – Gesund arbeiten in der digitalen Arbeitswelt« und zählt zu den gefragtesten deutschen Experten zum Thema Schlaf im Kontext Arbeitswelt. Krapf berät Führungskräfte und Beschäftigte bei Bosch, Lufthansa, Merck, MAN und der Deutschen Bundesbank. Gemeinsam mit seinem Kollegen Dr. Utz Niklas Walter gründete er das Schlafportal www.letsleep.de.

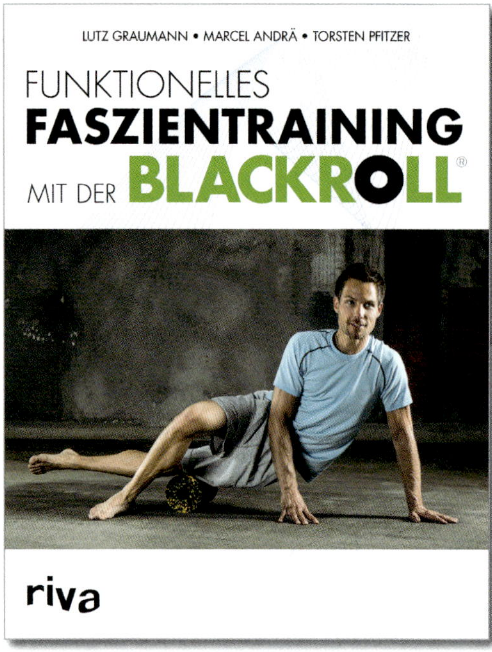

Auch als **E-Book** erhältlich

160 Seiten
14,99 € (D) | 15,50 € (A)
ISBN 978-3-86883-694-3

Marcel Andrä
Lutz Graumann
Torsten Pfitzer

Funktionelles Faszientraining mit der BLACKROLL ®

Die BLACKROLL® hat im Sport und in der Physiotherapie eine enorme Bedeutung erlangt. Bei Verspannungen und Schmerzen kann sie kleine Wunder bewirken. Verkürzte oder verklebte Faszien werden durch Selbstmassagen mit der Rolle wieder lang und geschmeidig, verloren gegangene Beweglichkeit kehrt zurück und chronische Schmerzen verschwinden. Doch die Faszien lassen sich ähnlich wie Muskeln auch trainieren, um bessere sportliche Leistungen zu erzielen und Verletzungen zu vermeiden. Dieser farbig bebilderte Ratgeber verbindet funktionelles Training und Faszienfitness mit dem Ziel, den Körper ideal auf Belastungen vorzubereiten und langfristig gesund zu erhalten. Drei Faszienexperten mit Erfahrung in der Schmerzbehandlung und Sportmedizin erklären, wie man die BLACKROLL® optimal zur Faszienpflege einsetzt. Darüber hinaus zeigen sie, wie man mit der Rolle ein komplettes Workout zur Verbesserung von Kraft, Balance, Mobilität und Stabilität absolvieren kann.

riva

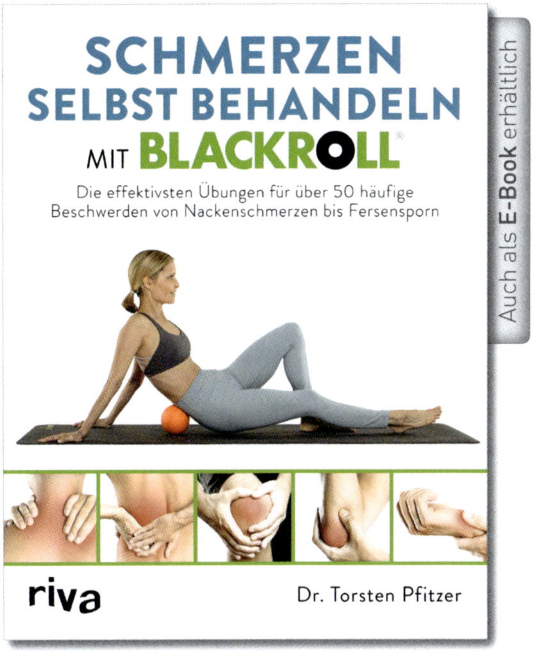

304 Seiten
19,99 € (D) | 20,60 € (A)
ISBN 978-3-7423-0837-5

Torsten Pfitzer

Schmerzen selbst behandeln mit BLACKROLL ®

Die effektivsten Übungen für über 50 häufige Beschwerden von Nackenschmerzen bis Fersensporn

Fast jeder dritte Erwachsene in Deutschland ist von Rückenschmerzen betroffen. Aber auch viele andere Schmerzkrankheiten wie Kopfschmerzen, Tennisarm, Ischiasschmerzen, Hexenschuss oder Fersensporn sind auf dem Vormarsch. Der ganzheitliche Schmerzexperte Dr. rer. nat. Torsten Pfitzer hat eine einfache Methode und über 100 Übungen entwickelt, mit denen Betroffene die häufigsten Beschwerdebilder mit der BLACKROLL® und anderen Faszientools erfolgreich selbst behandeln können. Er stellt die Ursachen von Schmerzen und Beschwerden dar, gibt grundlegende Informationen zur Selbstbehandlung und zeigt bei jeder Übung, wie bestimmte Techniken der Selbstmassage angewandt werden. Antworten auf die häufigsten Fragen von Patienten werden ebenso gegeben und Fallbeispiele aus der Praxis des Autors veranschaulichen, wie die Selbstbehandlung den Therapieverlauf positiv beeinflusst.

riva

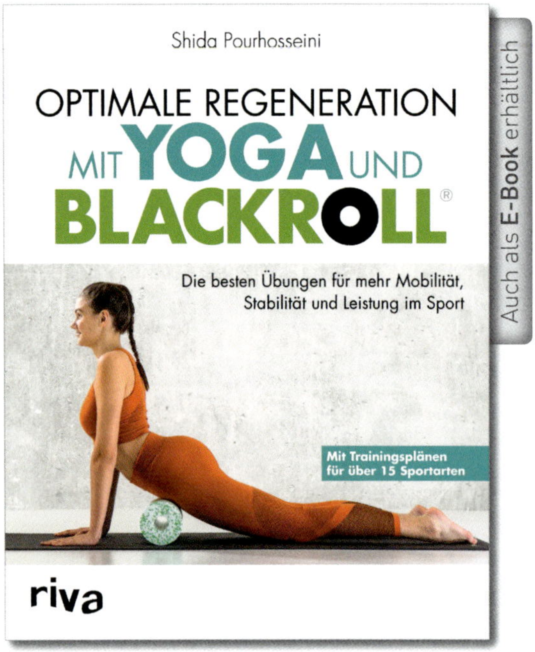

240 Seiten
19,99 € (D) | 20,60 € (A)
ISBN 978-3-7423-0588-6

Shida Pourthosseini

Optimale Regeneration mit Yoga und BLACKROLL ®

Die besten Übungen für mehr Mobilität, Stabilität und Leistung im Sport

BLACKROLL®-Produkte sind ein etabliertes Hilfsmittel im Leistungs- wie Hobbysport. Die Kombination mit Yoga ergibt ein ganzheitliches Faszientraining, das zu mehr Beweglichkeit und Gelenkflexibilität führt und ideal für die Regeneration von Sportlern ist. Das perfekte Programm, mit dem auch Sie wie die Profis trainieren können, hat Yogalehrerin Shida Pourhosseini zusammen mit BLACKROLL® und weiteren Experten entwickelt. Egal, welche Sportart Sie praktizieren: Die über 140 Übungen zum Ausrollen, zur Mobilisierung, Stabilisierung, Dehnung und Entspannung bieten eine umfassende Auswahl, aus der Sie Ihre optimale Trainingsergänzung zusammenstellen können. Wohltuende myofasziale Selbstmassagen sowie kräftigende, dehnende und meditative Yogahaltungen unterstützen Ihren Körper gezielt und helfen so, Verletzungen zu vermeiden, die Regeneration zu beschleunigen und die Leistung zu steigern.

riva

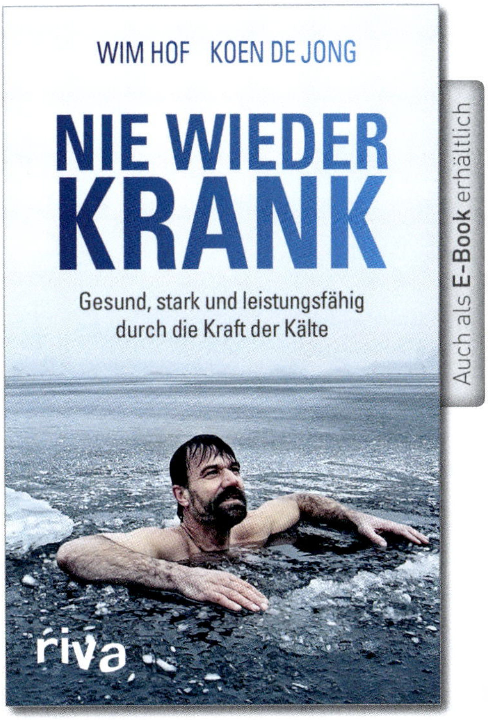

208 Seiten
14,99 € (D) | 15,50 € (A)
ISBN 978-3-7423-0562-6

Wim Hof
Koen de Jong

Nie wieder krank

Gesund, stark und leistungsfähig durch die Kraft der Kälte

Entgegen der verbreiteten Meinung, dass man Kälte meiden muss, um gesund zu bleiben, setzt sich der mehrfache Weltrekordhalter Wim Hof regelmäßig Temperaturen unterhalb des Gefrierpunkts aus. Er nutzt dabei eine spezielle, von ihm entwickelte Atem- und Konzentrationstechnik, um seine Körpertemperatur konstant zu halten. Mittlerweile ist wissenschaftlich bestätigt, dass mit dieser Methode die Energie gesteigert, Stress verringert, das Immunsystem angekurbelt und viele Krankheiten, darunter Rheuma, Asthma und Depressionen, besiegt oder zumindest gelindert werden können. Dieses Buch führt Sie in die Iceman-Methode ein. Ein 28-Tage-Plan hilft Ihnen dabei, sich die Technik anzueignen und in Ihren Alltag zu integrieren. So können Sie lernen, die Kraft der Kälte optimal zu nutzen, um in kürzester Zeit Ihre Gesundheit zu verbessern und Ihre Leistungsfähigkeit zu maximieren.

riva

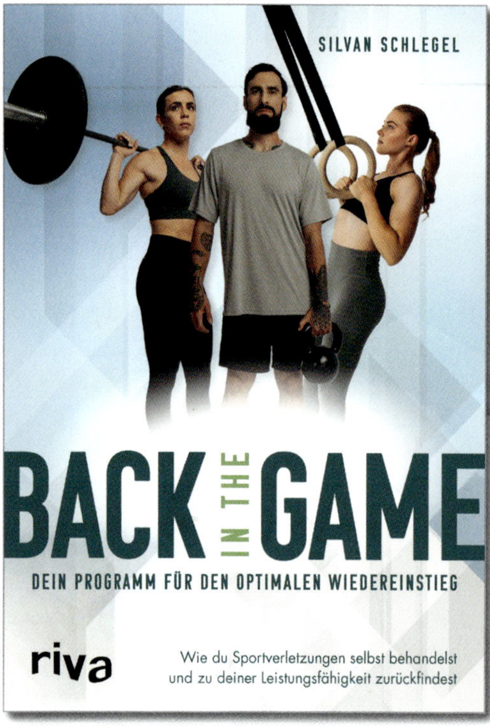

Auch als **E-Book** erhältlich

272 Seiten
24,00 € (D) | 24,70 € (A)
ISBN 978-3-7423-2623-2

Silvan Schlegel

Back in the game – dein Programm für den optimalen Wiedereinstieg

Verletzungen – jeder Sportler kennt sie, fürchtet sie oder musste sich bereits damit – und dem damit einhergehenden Leistungseinbruch – auseinandersetzen. Der renommierte Sportphysiotherapeut Silvan Schlegel zeigt, wie man mit einfachen und effektiven Übungen Verletzungen effektiv vorgebeugt, Beschwerden selbst behandelt und so wieder voll leistungsfähig werden kann. Anhand der typischen Sportverletzungen erklärt er, wie diese entstehen und welche grundlegenden Muster und Mechanismen dahinterstecken. Insgesamt 75 effektive Übungen und zahlreiche Trainingsprogramme mit dem Fokus auf unterschiedlichen Körperregionen wie Knie, Hüfte, und Wirbelsäule sowie auf Muskel- und Sehnenbeschwerden unterstützen nachhaltig den Heilungsverlauf. So gelingt die bestmögliche Rückkehr zur alten Performance!

riva